Ralf Suhr, Adelheid Kuhlmey (Hrsg.)
Gewalt und Alter

Praxiswissen Gerontologie und Geriatrie kompakt

Herausgeber der Reihe:
Adelheid Kuhlmey und Wolfgang von Renteln-Kruse

Band 10

Ralf Suhr, Adelheid Kuhlmey (Hrsg.)

Gewalt und Alter

—

DE GRUYTER

Herausgeber des Bandes:

Dr. Ralf Suhr
Zentrum für Qualität in der Pflege (ZQP)
Reinhardtstraße 45
10117 Berlin
E-Mail: ralf.suhr@zqp.de

Prof. Dr. Adelheid Kuhlmey
Charité – Universitätsmedizin Berlin
Institut für Medizinische Soziologie und
Rehabilitationswissenschaft
Virchowweg 22
10117 Berlin
E-Mail: adelheid.kuhlmey@charite.de

Das Buch enthält 16 Abbildungen und 4 Tabellen.

ISBN: 978-3-11-065002-0
e-ISBN (PDF): 978-3-11-065034-1
e-ISBN (EPUB): 978-3-11-065011-2

Library of Congress Control Number: 2020939078

Bibliografische Information der Deutschen Nationalbibliothek
Die Deutsche Nationalbibliothek verzeichnet diese Publikation in der Deutschen Nationalbiblio-
graphie; detaillierte bibliografische Daten sind im Internet über http://dnb.d-nb.de abrufbar.

© 2020 Walter de Gruyter GmbH, Berlin/Boston
Einbandabbildung: PeopleImages/E+/Getty Images
Satz/Datenkonvertierung: L42 AG, Berlin
Druck und Bindung: CPI books GmbH, Leck

www.degruyter.com

Autorenverzeichnis

Dr. Jens Abraham
Medizinische Fakultät der Martin-Luther-
Universität Halle-Wittenberg
Institut für Gesundheits- und Pflegewissenschaft
Magdeburger Straße 8
06112 Halle (Saale)
E-Mail: jens.abraham@medizin.uni-halle.de

Prof. Dr. Dr. h. c. Andreas Büscher
Hochschule Osnabrück
Fakultät Wirtschafts- und Sozialwissenschaften
University of Applied Sciences
Caprivistraße 30a
49076 Osnabrück
E-Mail: a.buescher@hs-osnabrueck.de

Simon Eggert
Zentrum für Qualität in der Pflege (ZQP)
Reinhardtstraße 45
10117 Berlin
E-Mail: simon.eggert@zqp.de

PD Dr. Sven Hartwig
Charité – Universitätsmedizin Berlin
Campus Virchow-Klinikum (GSZM)
Institut für Rechtsmedizin
Turmstraße 21
10559 Berlin
E-Mail: sven.hartwig@charite.de

Prof. Dr. Adelheid Kuhlmey
Charité – Universitätsmedizin Berlin
Institut für Medizinische Soziologie und
Rehabilitationswissenschaft
Virchowweg 22
10117 Berlin
E-Mail: adelheid.kuhlmey@charite.de

Dr. Claudia Mahler
Deutsches Institut für Menschenrechte
Zimmerstraße 26/27
10969 Berlin
E-Mail: mahler@institut-fuer-menschenrechte.
de

Prof. Dr. Gabriele Meyer
Medizinische Fakultät der Martin-Luther-
Universität Halle-Wittenberg
Institut für Gesundheits- und Pflegewissenschaft
Magdeburger Straße 8
06112 Halle (Saale)
E-Mail: gabriele.meyer@medizin.uni-halle.de

Dr. Dominique Alexandra Reinwand
Universität zu Köln
Lehrstuhl für Rehabilitationswissenschaftliche
Gerontologie
Herbert-Lewin-Straße 2
50931 Köln
E-Mail: d.reinwand@uni-koeln.de

Michael Neise
Wendelinstraße 14
50933 Köln
E-Mail: michael.neise83@gmail.com

Dr. Anna Schwedler
Goethe-Universität Frankfurt am Main
Theodor-W.-Adorno-Platz 4
60629 Frankfurt
E-Mail: Schwedler@jur.uni-frankfurt.de

Daniela Sulmann
Zentrum für Qualität in der Pflege (ZQP)
Reinhardtstraße 45
10117 Berlin
E-Mail: daniela.sulmann@zqp.de

Dr. Ralf Suhr
Zentrum für Qualität in der Pflege (ZQP)
Reinhardtstraße 45
10117 Berlin
E-Mail: ralf.suhr@zqp.de

Dr. Christian Teubner
Zentrum für Qualität in der Pflege (ZQP)
Reinhardtstraße 45
10117 Berlin
E-Mail: christian.teubner@zqp.de

Dr. Gerald Vorderwülbecke
Charité – Universitätsmedizin Berlin
Klinik für Anästhesiologie m. S. operative
Intensivmedizin
Charitéplatz 1
10117 Berlin
E-Mail: gerald.vorderwuelbecke@charite.de

Prof. Dr. Susanne Zank
Universität zu Köln
Lehrstuhl für Rehabilitationswissenschaftliche
Gerontologie
Herbert-Lewin-Straße 2
50931 Köln
E-Mail: susanne.zank@uni-koeln.de

Prof. Dr. Dr. h. c. Gisela Zenz
Frankfurter Forum für interdisziplinäre Alterns-
forschung (FFIA)
Bereich Erziehungswissenschaften,
Campus Westend
Theodor-W.-Adorno-Platz 6
60629 Frankfurt am Main
E-Mail: zenz@em.uni-frankfurt.de

Vorwort der Reihenherausgeber

Das Wissen über das Alter oder das Altern und die damit einhergehenden Veränderungen, beispielsweise des Körpers, der Funktionsweisen seiner Organsysteme und der geistigen, seelischen und sozialen Fähigkeiten alt gewordener Menschen nimmt permanent zu. Hier den Überblick zu behalten, ist aufgrund der wachsenden Zahl beteiligter Wissenschaften nicht einfach. Zudem vergeht i. d. R. erhebliche Zeit, bis Wissen mit Anwendungsbezug verfügbar ist und tatsächlich im Alltag seinen Niederschlag findet. Dies gilt auch für Inhalte mit Bezug zur medizinischen, therapeutischen oder pflegerischen Versorgungspraxis für alte Menschen. Gewalt in der Gesundheitsversorgung oder generell gegen ältere Menschen ist zudem ein noch immer tabuisiertes und schambesetztes Thema, ein Tatbestand der Verletzung unserer Menschenrechte, mit gravierenden Folgen für Betroffene, für Einrichtungen des Gesundheitswesens und für eine immer älter werdende Bevölkerung.

In der Buchreihe **„Praxiswissen Gerontologie und Geriatrie kompakt"** werden seit nunmehr sechs Jahren und in bereits neun veröffentlichten Bänden Themen und aktuelle Wissensbestände dargelegt, die für die alltägliche Praxis professioneller Arbeit für und mit alten Menschen hohe Bedeutung haben. So erschienen Bände zu folgenden Themen: „Arzneimittel im Alter", „Schmerz im Alter", „Pflegebedürftigkeit im Alter", „Ernährung im Alter", „Demenzielle Erkrankungen im Alter", „Mobilität und Verkehrssicherheit", „Chronische Wunden im Alter", „Zahn- und Mundgesundheit" sowie „Migration und Alter". Der vorliegende Band zum Thema „Gewalt und Alter" vermittelt Wissen zur Thematik aus pflegewissenschaftlicher, medizinischer und rechtlicher Perspektive. Zudem werden Phänomene der Gewalt gegen ältere Menschen sowie Ansätze zur Prävention vorgestellt. Er bietet den Lesern einen aktuellen Überblick zum Thema „Gewalt und Alter".

Die Reihe richtet sich traditionell an alle Berufsgruppen, die in gesundheitsrelevanten Versorgungsbereichen mit älteren und alten Menschen tätig sind. Der Band zum Thema Gewalt gegen alte Menschen kann aber darüber hinaus auch Betroffenen selbst und Angehörigen Informationen und Hilfestellung im Umgang mit diesem Thema bieten.

Als Initiatoren dieser Reihe und Bandherausgeber danken wir den Autorinnen und Autoren des Bandes für ihre spannenden Texte und sind zugleich Ralf Suhr zu Dank für die gute Zusammenarbeit verpflichtet. Frau Dr. Andrea Budnick danken wir für ihre kluge und stetige Unterstützung im Entstehungsprozess des Buches. Dem Verlag Walter De Gruyter sind wir weiterhin sehr dankbar, dass er unsere Idee zu dieser interdisziplinären Reihe umgesetzt hat.

In Dankbarkeit für die vielen Jahre gemeinsamer Arbeit schließen wir nun die Reihe „Praxiswissen Gerontologie und Geriatrie kompakt" mit diesem zehnten Band.

Adelheid Kuhlmey und Wolfgang von Renteln-Kruse

https://doi.org/10.1515/9783110650341-201

Inhalt

Verzeichnis der Abkürzungen, Formelzeichen und Indizes

Verzeichnis der Formelzeichen und Indizes

>	größer als
<	kleiner als
§	Paragraf
/	pro
p	probabilitas (Wahrscheinlichkeit)
%	Prozent

Verzeichnis der Abkürzungen

Abb.	Abbildung
Abs.	Absatz
Art.	Artikel
APS	adult protective services (Erwachsenenschutzdienst)
BAGSO	Bundesarbeitsgemeinschaft für Senioren-Organisationen
BGB	Bürgerliches Gesetzbuch
BMFSFJ	Bundesministerium für Familie, Senioren, Frauen und Jugend
BMG	Bundesministerium für Gesundheit
BVerfG	Bundesverfassungsgericht
bzgl.	bezüglich
bzw.	beziehungsweise
ca.	circa
CESCR	International Covenant on Economic, Social and Cultural Rights (Internationaler Pakt über wirtschaftliche, soziale und kulturelle Rechte)
CEDAW	Convention on the Elimination of All Forms of Discrimination Against Women (Übereinkommen zur Beseitigung jeder Form von Diskriminierung der Frau)
cm	Zentimeter
cRCT	cluster-randomisierte kontrollierte Studie
d. h.	das heißt
DIMR	Deutsches Institut für Menschenrechte
EMRK	Europäische Menschenrechtskonvention
et al.	et alii, et aliae, et alia
etc.	et cetera
FamFG	Gesetz über das Verfahren in Familiensachen und in den Angelegenheiten der freiwilligen Gerichtsbarkeit
FEM	freiheitsentziehende Maßnahme
ff.	fortfolgend
ggfs.	gegebenenfalls
GG	Grundgesetz
ICD	International Statistical Classification of Diseases and Related Health Problems
ICD.10	10. Revision der ICD
ICCPR	International Covenant on Civil and Political Rights (Internationaler Pakt über bürgerliche und politische Rechte)
i. d. R.	in der Regel

https://doi.org/10.1515/9783110650341-202

Kap.	Kapitel
KI	Konfidenzintervall
KKG	Gesetz zur Kooperation und Information im Kinderschutz
MARAH	MAking physical Restraints scarce in Acute Hospitals
MRC	Medical Research Council
MDK	Medizinischer Dienst der Krankenkassen
MDS	Medizinischer Dienst des Spitzenverbandes Bund der Krankenkassen
Min.	Minute
Mio	Million
MILCEA	Monitoring in long term care – pilot project on elder abuse
N	Anzahl
OAS	Organization of American States (Organisation amerikanischer Staaten)
OEWG-A	Open Ended Working Group on Aging (offene Arbeitsgruppe zur Stärkung der Menschenrechte Älterer)
OR	Odds ratio
PGGk	Praxis Gerontologie und Geriatrie kompakt
RCT	randomisierte kontrollierte Studie
RCW	Revised Code of Washington
rsp.	respektive
SGB	Sozialgesetzbuch
s. o.	siehe oben
sog.	sogenannt
Tab.	Tabelle
TM	Unregistrierte Marke
u. a.	unter anderem
UN	United Nations (Vereinte Nationen)
UN BRK	United Nations Behindertenrechtskonvention
UN KRK	United Nations Kinderrechtskonvention
USA	United States of America (Vereinigte Staaten von Amerika)
vgl.	vergleiche
vs.	versus
WHO	World Health Organization (Weltgesundheitsorganisation)
z. B.	zum Beispiel
ZNM	zentralnervös wirkendes Medikament
ZQP	Zentrum für Qualität in der Pflege

Ralf Suhr und Christian Teubner

1 Gewalt gegen ältere Menschen

Gewalt gegen ältere Menschen fand im Vergleich zu anderen besonders schutzbedürftigen Gruppen wie beispielsweise Kindern oder Frauen als eigenständiges
Phänomen erst spät wissenschaftliche Beachtung. Die erste Publikation in einem
britischen Fachjournal erschien 1975 unter dem despektierlichen Stichwort *granny
battering* [1,2]. Nachfolgend setzte sich im englischsprachigen Raum der Begriff *elder
abuse* durch. In Deutschland begann die Diskussion rund ein Jahrzehnt später [3].
Schrittweise wurde Gewalt gegen ältere Menschen im Weiteren auch international als
bedeutsames Gesundheitsproblem und Herausforderung für die globalen Gesund-
heitssysteme erkannt [4].

Die Folgen von Gewalt gegen ältere Menschen sind gravierend für die betroffenen
Menschen, für das Gesundheitswesen und für die Gesellschaft [5,6]. Sie reichen von
einer verringerten Lebenserwartung über Einbußen in der Lebensqualität – durch
Schmerzen, Verletzungen und psychische Belastungen, beispielsweise Depression
und Angstzustände – bis hin zu höheren Kosten durch Gewalt induzierte oder ver-
längerte Krankenhausaufenthalte sowie den hierdurch verursachten Wechsel von der
häuslichen in die stationäre Pflege. Nicht zuletzt stellt Gewalt gegen ältere Menschen,
wie andere Formen von Missbrauch auch, eine Verletzung der Menschenrechte dar [4].

Zur Definition des Phänomens Gewalt

Die Definition eines vielschichtigen, u. a. von kulturellen und philosophischen Werten geprägten Phänomens wie Gewalt gegen ältere Menschen ist komplex. In den
Anfangsjahren der wissenschaftlichen Untersuchung von *elder abuse* wurde kontro-
vers diskutiert, welche Gegebenheiten von der Definition des Begriffs zu umfassen
seien [7]. Die ersten Begriffsbestimmungen waren sehr breit angelegt und schlossen
Handlungen wie beispielsweise Alltagsdelikte, Altersdiskriminierung oder die Vernachlässigung seiner selbst mit ein. Der mangelnde Konsens über eine allgemeine
Definition erschwerte in dieser Zeit Fortschritte, insbesondere im empirischen Er-
kenntnisgewinn zum Thema [8].

Die Weltgesundheitsorganisation (WHO) stützt sich seit ihrer Toronto Deklaration 2002 auf die Definition, die von der Organisation *Action on Elder Abuse* im Vereinigten Königreich Mitte der 1990er Jahre entwickelt wurde und *elder abuse* wie folgt
bestimmt:

> Elder abuse is a single, or repeated act, or lack of appropriate action, occurring within any re-
> lationship where there is an expectation of trust which causes harm or distress to an older per-
> son [5,9].

https://doi.org/10.1515/9783110650341-001

Insbesondere in Deutschland wird Gewalt gegen ältere Menschen stark mit der Gewalt gegen ältere Pflegebedürftige assoziiert [3]. Diesen Aspekt hebt eine weitere gängige Begriffsbestimmung des National Research Council (US) hervor, welche Gewalt gegen ältere Menschen definiert als:

> (a) intentional actions that cause harm or create a serious risk of harm (whether or not harm is intended) to a vulnerable elder by a caregiver or other person who stands in a trust relationship, or
> (b) failure by a caregiver to satisfy the elder's basic needs or to protect the elder from harm [10].

Merke: Gemeinsam ist diesen und anderen gebräuchlichen Definitionen von Gewalt gegen ältere Menschen [8], dass sie sowohl Handeln als auch Unterlassen als *abuse – Gewalt –* ansehen, und dass die schädliche Handlung beziehungsweise die Unterlassung in einer Vertrauensbeziehung stattfinden. Zugleich wird der Gewaltbegriff, unabhängig von einer Schädigungsabsicht oder einer etwaigen strafrechtlichen Relevanz der schädlichen Handlung beziehungsweise der Unterlassung, über eine rein kriminologische Perspektive hinaus gefasst.

Formen von Gewalt

Ausgehend von den gängigen Definitionen besteht inzwischen weitreichender Konsens über die grundsätzlichen Formen von Gewalt. Allerdings sind im internationalen Vergleich teils erhebliche kulturelle Unterschiede festzustellen in der Einschätzung, was jeweils als Gewalt zu werten ist, sowie in der kulturbedingten Ausprägung der unterschiedlichen Gewaltformen [5,11]. So erfahren in einigen traditionellen Gesellschaften ältere Menschen sozial legitimierte Gewalt, beispielsweise ältere Witwen in Indien und Teilen Afrikas in Form von Vernachlässigung und Enteignung oder meist ältere Frauen in manchen traditionellen Kulturen in Afrika südlich der Sahara durch Ausschluss aus der Gemeinschaft wegen des Vorwurfs der Hexerei.

Tab. 1.1 gibt einen Überblick über die üblicherweise unterschiedenen Gewaltformen [12]. Körperliche Gewalt umfasst alle physischen Handlungen, die darauf zielen, Schmerz oder Verletzungen zu verursachen; häufige körperliche Gewalthandlungen sind u. a. Kratzen, Schlagen oder Schubsen. Psychische Misshandlung umfasst alle – verbalen oder nonverbalen – Handlungen, die bei den Betroffenen emotionale Beeinträchtigungen hervorrufen. Beispiele für verbale Aggression sind Anschreien oder Bedrohen. Aber auch das Ignorieren oder das Infantilisieren einer älteren Person stellen Ausprägungen psychischer Gewalt dar. Vernachlässigung – absichtlich oder unabsichtlich – kann im pflegerischen Kontext auftreten, beispielsweise als unzureichende Nahrungsversorgung. Finanzielle Ausbeutung findet beispielsweise als Missbrauch einer Vollmacht für finanzielle Belange statt, die dem Schädiger durch den älteren Menschen erteilt wurde. Speziell bei Pflegebedürftigen wird diese Gewaltform durch Abhängigkeit und kognitive Einschränkungen der Betroffenen begünstigt. Unter freiheitsentziehenden Maßnahmen (FEM) werden Einschränkungen der Freiheit, Handlungs- und Entscheidungsautonomie verstanden, die im Kontext der

Tab. 1.1: Formen von Gewalt gegen ältere Menschen modifiziert nach Görgen [12].

Gewaltform	Beispiele
körperliche Gewalt	Kratzen, Schlagen, Schubsen
psychische Misshandlung	verbale Aggression (z. B. Anschreien, Bedrohen), Herabwürdigung (z. B. Infantilisierung), emotionale/ psychosoziale Vernachlässigung (z. B. Ignorieren)
Vernachlässigung	unzureichende Versorgung mit Nahrung und Getränken, fehlender Wechsel schmutziger Kleidung oder Bettwäsche
finanzielle Ausbeutung	Vollmachtmissbrauch, Diebstahl
freiheitsentziehende Maßnahmen (Einschränkungen der Freiheit, Handlungs- und Entscheidungsautonomie)	mechanische (z. B. Bettgurte oder Bettgitter) oder chemische Fixierung (z. B. Antipsychotika, Tranquilizer)
sexueller Missbrauch	Berührung oder Penetration im Intimbereich ohne Einwilligung

gesundheitlichen oder pflegerischen Versorgung auftreten. Darunter fallen mechanische Fixierungen durch Bettgurte oder -gitter. Ihr Einsatz, insbesondere in der Altenpflege, wird häufig mit dem Ziel begründet, Stürze und Verletzungen zu vermeiden; allerdings haben Studien zur Wirksamkeit von FEM gezeigt, dass weder der Einsatz zu einer Verringerung der Stürze noch die Reduktion von FEM zu deren Anstieg führt [13]. Unter sexuellem Missbrauch wird jegliche Art von direktem oder indirektem sexuellem Kontakt ohne Einwilligung verstanden sowie nicht erforderliche Berührungen, die bei den Betroffenen oft das Gefühl der Ohnmacht oder Scham hervorrufen.

Prävalenz

Die Messung der Prävalenz von Gewalt gegen ältere Menschen gestaltet sich herausfordernd. Allgemein ist das Thema stark tabuisiert und schambehaftet. Soziale Erwünschtheit oder Furcht können daher Befragungsergebnisse verzerren. Erhebungen zu Prävalenzen weisen aber auch aus weiteren methodischen Gründen teilweise stark abweichende Werte auf und sind oftmals nicht vergleichbar. Dies liegt u. a. in unterschiedlichen Definitionen von Gewalt begründet, die den Studien zugrunde gelegt werden, oder den untersuchten Gewaltformen. Zudem wird das Auftreten von Gewaltereignissen in unterschiedlichen Zeiträumen – letzte drei Monate, letzte zwölf Monate, letzte fünf Jahre oder ab Eintritt in die Lebensphase „Alter" – erfragt [11]. Üblich ist es, die Prävalenz als das Auftreten mindestens eines Gewaltereignisses einer spezifischen Gewaltform innerhalb der vergangenen zwölf Monate zu definieren. Zugleich gibt es inhaltliche Gründe für Erhebungsprobleme: Zum Beispiel sind pflegebedürftige Menschen – als eine von Gewalt besonders betroffene, vulnerable Gruppe – häufiger aufgrund kognitiver Einschränkungen nicht mehr in der Lage, verlässlich Auskunft zu geben oder verweigern die Auskunft, weil sie sich von den

Personen, die gegen sie Gewalt ausüben, abhängig fühlen [14]. Da diese Gruppe bei bevölkerungsbezogenen Erhebungen auch meist nicht eingeschlossen wird, ist von einer tendenziellen Unterschätzung der Prävalenz von Gewalt gegen ältere Menschen auszugehen.

Prävalenz in der Bevölkerung

Auf Grundlage der verfügbaren Daten wird geschätzt, dass weltweit jeder sechste Mensch im Alter ab 60 Jahren (15,7 %) innerhalb eines Jahres mindestens eine Gewalterfahrung macht [15], wobei psychische Misshandlung mit einer Prävalenz von 11,6 % am häufigsten auftritt, gefolgt von finanzieller Ausbeutung (6,8 %), Vernachlässigung (4,2 %), körperlicher Gewalt (2,6 %) und sexuellem Missbrauch (0,9 %).

Hierbei bestehen ausgeprägte kulturelle Unterschiede in der Häufigkeit des Auftretens von Gewalt. Allein innerhalb Europas gibt es teilweise enorme Diskrepanzen, beispielsweise bei Tötungsdelikten als maximaler Manifestation der körperlichen Gewalt [6]. So lag die Tötungsrate im Jahr 2004 in Europa in der Alterskohorte der über 60-Jährigen in den Ländern mit geringem bis mittlerem Einkommen zwölfmal so hoch wie in den Ländern mit hohem Einkommen. Hierbei wird geschätzt, dass ein Drittel der Tötungsdelikte im Rahmen von Misshandlungen durch ein Familienmitglied erfolgt [6].

Im Hinblick auf bevölkerungsbezogene Prävalenzraten von Gewalt gegen ältere Menschen in Deutschland liegen aktuell keine repräsentativen Studien vor. Im Folgenden wird daher auf verfügbare Schätzungen zur Prävalenz von Gewalt gegen ältere Menschen in Ländern mit mittlerem bis hohem Einkommen eingegangen. Hier liegt die Gewaltprävalenz im Durchschnitt bei 7,1 % [11,16]. Die Prävalenzraten für einzelne Gewaltformen zeigt Abb. 1.1. Auffallend ist bei allen Ausprägungen die große Schwankungsbreite der in unterschiedlichen Studien ermittelten Häufigkeiten. Demnach liegt die Prävalenz für körperliche Gewalt – mit einer Schwankungsbreite zwischen 0,2 bis 14,3 % – im Durchschnitt bei 2,8 %.

Am weitesten verbreitet ist die psychische Misshandlung (13,6 %) gefolgt von der finanziellen Ausbeutung mit einer durchschnittlichen Prävalenz von 4,7 %. Zu freiheitsentziehenden Maßnahmen liegen auf Bevölkerungsebene keine Prävalenzstudien vor.

Prävalenz in vulnerablen Gruppen

Einzelne Gruppen älterer Menschen können in besonderer Weise von Gewalt betroffen sein. So wird beispielsweise die Prävalenz von Gewalt in der Gruppe älterer pflegebedürftiger Personen auf ein Viertel geschätzt [6]. Bei Menschen mit Demenz liegt die Häufigkeit von Gewalterfahrungen nochmals höher [11]. Zugleich deuten Studienergebnisse darauf hin, dass die Prävalenz von Gewalt gegen ältere pflegebedürftige Menschen im institutionellen Umfeld höher ist als im häuslichen [17]. In internationalen Studien zu Gewalt gegen ältere Menschen geben im institutionellen

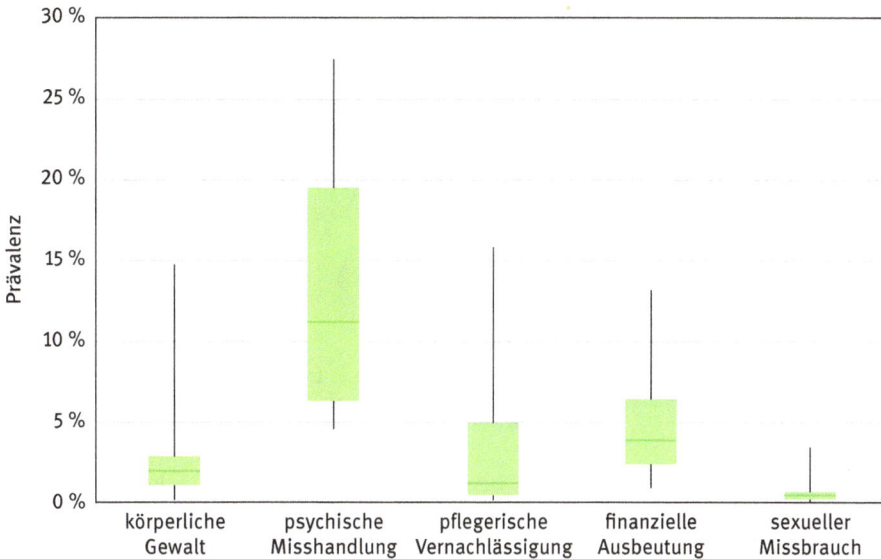

Abb. 1.1: Prävalenz in der Bevölkerung nach Gewaltformen in Ländern mit mittlerem bis hohem Einkommen, eigene Abbildung, modifiziert nach Pillemer et al. [11].

Setting hierbei rund zwei Drittel (64,2 %) der Beschäftigten an, innerhalb des vergangenen Jahres mindestens einmal eine Form von Gewalt angewendet zu haben [18]. Ein Drittel (33,4 %) der in stationären Einrichtungen betreuten älteren Menschen gibt an, psychischen Missbrauch erfahren zu haben, jeweils rund jeder Siebte nennt physische Gewalt und finanzielle Ausbeutung, 11,6 % Vernachlässigung und 1,9 % sexuellen Missbrauch [18]. In einer breit angelegten Untersuchung von Hamburger Pflegeeinrichtungen wurde im Hinblick auf die Häufigkeit von freiheitseinschränkenden Maßnahmen jüngst eine Prävalenz von 22,6 % für Bewohner erhoben [13].

In einer der wenigen vorliegenden Untersuchungen aus Deutschland gaben 39,7 % der befragten Pflegenden ambulanter Pflegedienste an, innerhalb der letzten zwölf Monate mindestens einmal problematisches Verhalten gegenüber pflegebedürftigen Personen gezeigt zu haben; 21,4 % nannten in diesem Zusammenhang psychische und verbale Misshandlung, 18,8 % pflegerische Vernachlässigung, 8,5 % physische Gewalt [12].

Risikofaktoren

Die Frage, warum Gewalt gegen ältere Menschen in manchen Beziehungen, Gemeinschaften oder Gesellschaften häufiger auftritt als in anderen, lässt sich nicht durch einen singulären Faktor erklären [5]. Vielmehr resultiert sie aus einem komplexen Zusammenspiel unterschiedlicher Faktoren, die auf individueller Ebene sowohl in der Person, die Gewalt erfährt, als auch in der, die Gewalt ausübt, begründet sein

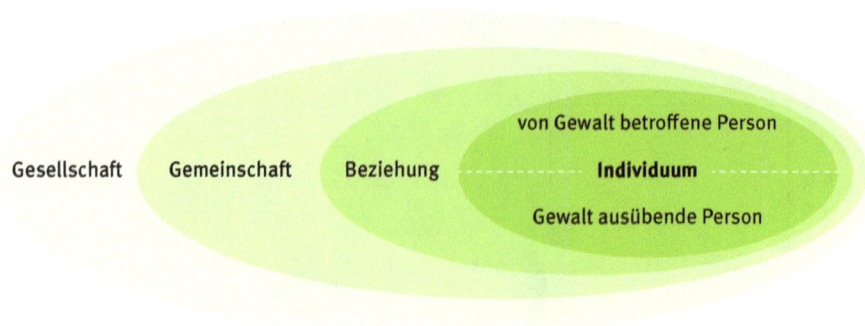

Abb. 1.2: Erklärungsebenen des ökologischen Modells der Entstehung von Gewalt gegen ältere Menschen, eigene Abbildung, modifiziert nach Krug et al. [5], basierend auf Bronfenbrenner [19].

können, aber auch in deren Beziehung zueinander, sowie durch die kulturellen und gesellschaftlichen Rahmenbedingungen (Abb. 1.2).

Auf Grundlage dieses ökologischen Modells [5,10,19] können auf den einzelnen Erklärungsebenen Risikofaktoren für das Auftreten von Gewalt gegen ältere Menschen untersucht und beschrieben werden (Abb. 1.2). Insbesondere zu den Risikofaktoren auf der individuellen Ebene liegt mittlerweile robuste Evidenz aus verschiedenen Studien vor (Tab. 1.2); dagegen sind gesellschaftliche Zusammenhänge zur Gewalt-

Tab. 1.2: Evidenz von Risikofaktoren für Gewalt gegen ältere Menschen [16].

Ebene	Risikofaktor	Evidenz
Individuum (von Gewalt betroffene Person)	Geschlecht: weiblich	geringe–mittlere
	Alter: > 74 Jahre	geringe–mittlere
	funktionelle Einschränkung/Abhängigkeit	hohe
	schlechter Gesundheitszustand	hohe
	kognitive Einschränkung	hohe
	seelische Störung (Depression)	hohe
	geringes Einkommen/niedriger sozioökonomischer Status	hohe
	finanzielle Abhängigkeit	geringe–mittlere
	ethnische Zugehörigkeit	geringe–mittlere
Individuum (Gewalt Ausübender)	seelische Störung (Depression)	hohe
	Substanzmissbrauch: Alkohol oder Drogen	hohe
	Abhängigkeit von der betroffenen Person: finanziell, emotional, verwandtschaftlich	hohe
Beziehung	persönliche Beziehung Betroffener – Ausübender	geringe–mittlere
	Familienstand	geringe–mittlere
Gemeinschaft	geographische Lage	geringe–mittlere
Gesellschaft	negative Vorurteile bzgl. Alter	nicht ausreichend
	kulturelle Normen	nicht ausreichend

entstehung gegen Ältere bisher weniger gut untersucht. Eine Zusammenfassung dazu stellen Pillemer et al. vor [11].

Zugleich liegt Evidenz aus Studien guter Qualität zu verschiedenen Faktoren vor, die vor Gewalt schützen können [11]. Auf Seite derjenigen, die Gewalt erfahren, wirkt die soziale Unterstützung sowie die Einbindung in ein soziales Netzwerk protektiv. Bei denen, die Gewalt gegen Ältere ausüben, erweist sich allgemein das Zusammenleben mit dem älteren Menschen als wesentlicher Risikofaktor für die Gewaltausübung, insbesondere für körperliche Gewalt und finanzielle Ausbeutung; insofern wurde auch die Entflechtung der Wohnsituation als protektiver Faktor nachgewiesen.

Ansätze zur Gewaltprävention

Gewalt gegen ältere Menschen ist eine relevante Herausforderung auch für das deutsche Gesundheitssystem. Vor dem Hintergrund der absehbaren demographischen Entwicklung in Deutschland kann hierbei angenommen werden, dass diesem Problem zukünftig eine noch größere Bedeutung zukommen wird (Abb. 1.3). Die Bevölkerungsprognose für Deutschland geht von einem kontinuierlichen Anstieg des Anteils der älteren Bevölkerung (60 Jahre und älter) von 28,9 % in 2020 auf 36,4 % in 2060 aus [20], was einer absoluten Zunahme dieser Alterskohorte um über 4,4 Mio. auf dann 28,5 Mio. Menschen entspricht.

Auch vor diesem Hintergrund müssen Maßnahmen zur Prävention von Gewalt höchste Priorität zukommen. Doch trotz der Relevanz des Themas haben bisher nur wenige wissenschaftliche Studien Interventionen zur Prävention von Gewalt gegen

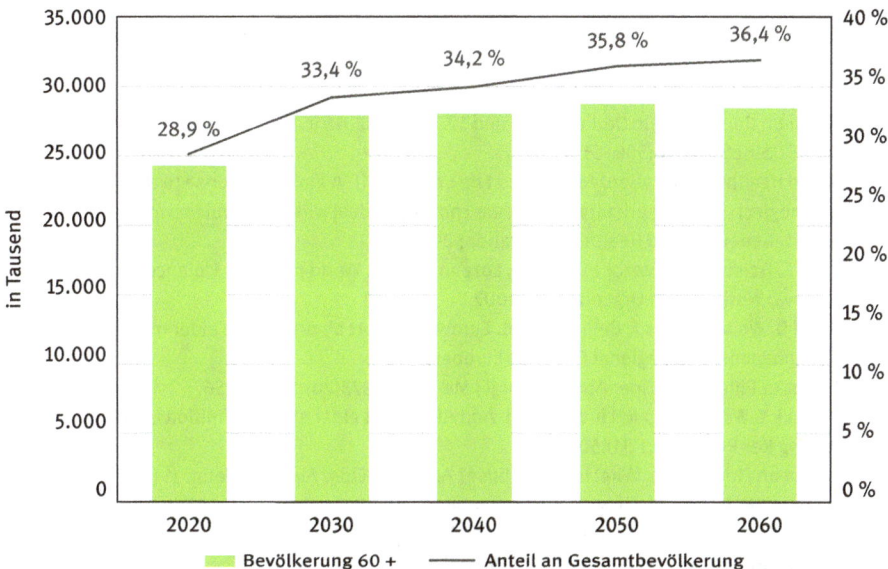

Abb. 1.3: Bevölkerungsprognose 2020 bis 2060 für die Bevölkerung ab 60 Jahre in Deutschland [20].

ältere Menschen untersucht [21]. Keine konnte zudem die Wirksamkeit einer überprüften Maßnahme nachweisen. Auch fehlen internationale Vergleiche zu Präventionsprogrammen, ebenso wie Erhebungen zu deren Kosten oder der Kosteneffizienz. Zugleich ist die Aussagekraft der vorliegenden Studienergebnisse aufgrund der eingesetzten methodisch schwachen Studiendesigns eingeschränkt. Aus Fallstudien oder Studien mit quasi-experimentellem Design wurden dennoch einige vielversprechende Ansätze zur Prävention von Gewalt gegen ältere Menschen identifiziert, denen ein gewaltpräventives Potenzial zugeschrieben wird:
- Interventionen zur Entlastung pflegender Angehöriger
- Programme zur Unterstützung älterer Menschen in alltäglichen Finanzangelegenheiten
- Hilfetelefone
- spezialisierte Notunterkünfte für ältere Gewaltopfer
- multidisziplinäre Teams zur Koordination der verschiedenen Dienste, Ämter und Hilfsangebote für ältere Gewaltopfer

Eine Übersicht dazu findet sich in Pillemer et al. [11]. Methodisch hochwertige Interventionsstudien mit randomisierten, kontrollierten Designs sind erforderlich, um die Wirksamkeit dieser identifizierten Präventionsansätze nachzuweisen.

Literatur

[1]   Baker AA. Granny battering. Mod Geriat. 1975;5(8):20–24.
[2]   Burston GR. Granny-battering. Br Med J. 1975;3:592.
[3]   Görgen T. Gewaltprävention in Bezug auf (pflegebedürftige) ältere Menschen: Rückblick auf ein Vierteljahrhundert. In: Voß S, Marks E, Hrsg. 25 Jahre Gewaltprävention im vereinten Deutschland – Bestandsaufnahme und Perspektiven: Dokumentation des Symposiums an der Alice Salomon Hochschule in Berlin am 18. und 19. Februar 2016 in zwei Bänden (Band 1). Berlin, PRO BUSINESS; 2016:500–515.
[4]   World Health Organization. Ageing and Life Course Unit. A global response to elder abuse and neglect: building primary health care capacity to deal with the problem worldwide: main report. Geneva: World Health Organization; 2008.
[5]   Krug E, Dahlberg LL, Mercy JA, Zwi AB, Lozano R, Hrsg. World report on violence and health. Geneva: World Health Organization; 2002.
[6]   Sethi D, Wood S, Mitis F, Bellis M, et al. European report on preventing elder maltreatment. Copenhagen: WHO Regional Office for Europe; 2011.
[7]   Lachs M, Pillemer K. Elder Abuse. N Engl J Med. 2015;373(20):1947–1956.
[8]   Mysyuk Y, Westendorp R, Lindenberg J. Added value of elder abuse definitions: A review. Ageing Res Rev. 2013;12(1):50–57.
[9]   Action on Elder Abuse. What is elder abuse? Action on Elder Abuse Bulletin. 11 (May–June), 1995.
[10] Wallace RB, Bonnie RJ, Hrsg. Elder mistreatment: Abuse, neglect, and exploitation in an aging America. Washington, DC, National Academies Press, 2003. https://www.ncbi.nlm.nih.gov/books/NBK98802 [letzter Zugriff: 12.06.2020].
[11] Pillemer K, Burnes D, Riffin C, Lachs M. Elder Abuse: Global Situation, Risk Factors, and Prevention Strategies. Gerontologist. 2016;56(S2):194–205.

[12] Görgen T. Wissen über das Phänomen Gewalt in der Pflege. In: Zentrum für Qualität in der Pflege (ZQP), Hrsg. Gewaltprävention in der Pflege. 2. überarb. Auflage. Berlin: ZQP; 2017: 8–12.

[13] Köpke S, Möhler R, Abraham J, et al. Leitlinie FEM – Evidenzbasierte Praxisleitlinie. Vermeidung von freiheitseinschränkenden Maßnahmen in der beruflichen Altenpflege. 1. Aktualisierung, 2. Auflage. Universität zu Lübeck & Martin-Luther-Universität Halle-Wittenberg; 2015.

[14] Midgley E. Elder abuse. InnovAiT. 2017;10(2):105–111.

[15] Yon Y, Mikton CR, Gassoumis ZD, Wilber KH. Elder abuse prevalence in community settings: a systematic review and meta-analysis. Lancet Glob Health. 2017;5(2):e147-e156.

[16] World Health Organization, Hrsg. World report on ageing and health. Luxembourg: World Health Organization; 2015.

[17] World Health Organization, Hrsg. Elder Abuse Fact Sheet 357. Geneva: World Health Organization; 2017.

[18] Yon Y, Ramiro-Gonzalez M, Mikton CR, Huber M, Sethi D. The prevalence of elder abuse in institutional settings: a systematic review and meta-analysis. Eur J Public Health. 2018;29(1):5867.

[19] Bronfenbrenner V. The ecology of human development: experiments by nature and design. Cambridge, MA: Harvard University Press; 1979.

[20] Statistisches Bundesamt. 14. Koordinierte Bevölkerungsvorausberechnung BEV-VARIANTE-02 Geburten, LE und WS moderat (G2L2W2), 2020. https://www-genesis.destatis.de/genesis//online?operation=table&code=12421-0002&bypass=true&levelindex=0&levelid=1592199590385#abreadcrumb [letzter Zugriff: 12.06.2020]

[21] Blättner B, Grewe HA. Gewalt in der Versorgung von Pflegebedürftigen. In: Jacobs K, Kuhlmey A, Greß S, Klauber J, Schwinger A, Hrsg. Pflege-Report 2017. Die Versorgung der Pflegebedürftigen, Stuttgart: Schattauer; 2017: 195–203.

Andreas Büscher

1.1 Pflegewissenschaftliche Sicht

Eine der mit dem Thema „Gewalt in der Pflege" verknüpften Assoziationen sind die in den Medien breit bearbeiteten Fälle von Tötungen von Patienten. Nicht nur einmal, sondern leider bereits mehrmals haben Pflegende gleich mehrere Patienten bzw. pflegebedürftige Menschen gezielt getötet. Der Fall des Krankenpflegers Niels Högel, dem vorgeworfen wurde, über 100 Menschen umgebracht zu haben, stellt eine traurige Spitze dieser Fälle dar.

Auch zu anderen Zeitpunkten sind Fälle von Gewaltanwendung, Vernachlässigung und Tötung von Patienten oder Bewohnern von Pflegeeinrichtungen entdeckt und mehr oder weniger öffentlich geworden [1]. Jeder neue Fall ruft immer wieder die Frage auf, wie es zu solchen Entwicklungen kommen konnte, warum niemand Entwicklungen erkannt hat, was getan werden kann. Nicht zuletzt werfen sie die Frage auf, ob Pflegekonstellationen in besonderer Art und Weise Anlass zur Gewaltanwendung bieten. Führt die ungleiche Machtkonstellation zwischen Angehörigen der Pflegeberufe und Menschen, die der Pflege bedürfen, dazu, dass übergriffige Handlungsweisen, Nicht-Beachtung individueller Autonomie und physische oder psychische Gewalt entstehen? Führt die dauerhafte Konfrontation der Angehörigen der Pflegeberufe mit Krankheit, Beeinträchtigung und ihren Folgen dazu, ungeduldig zu werden und Grenzen zu überschreiten? Diese Fragen zu bearbeiten wäre ein wichtiges Feld der pflegewissenschaftlichen Forschung. Vor diesem Hintergrund geht dieser Beitrag zunächst der Frage nach, ob es eine eigene pflegewissenschaftliche Perspektive auf das Thema „Gewalt in der Pflege" gibt und, falls ja, wie diese aussieht.

1.1.1 Pflegewissenschaftliche Publikationen

Für eine Annäherung an das Thema wurde eine Handsuche der Inhaltsverzeichnisse dreier deutschsprachiger pflegewissenschaftlicher Zeitschriften durchgeführt. Diese Handsuche erhebt keinen Anspruch auf Vollständigkeit, sondern will eher eine grobe Orientierung bieten. Verzichtet wurde daher auf eine genaue vorherige Definition, was unter Gewalt zu verstehen ist. Vielmehr wurde den Titeln und Abstracts der Autoren gefolgt und es wurde nach Beiträgen gesucht, in denen explizit das Wort „Gewalt" auftauchte oder in denen unzweifelhaft mit Gewalt assoziierte Begriffe wie „Misshandlung" oder „Tötung" verwendet wurden.

Auf Basis dieser Vorgehensweise konnten in der Zeitschrift „Pflegewissenschaft" (und ihrem Vorläufer „PR-Internet") zwischen 2001 und 2018 insgesamt sieben Beiträge identifiziert werden. Diese befassten sich mit den Themen: Gewalt gegen ältere Menschen in der häuslichen Umgebung und deren Prävention [2–4], Prävention personell bedingter Gewalt [5], allgemeinere Beschreibungen und Abhandlungen über Gewalt gegen ältere Menschen [6] sowie zu Einflussfaktoren und Äußerungsformen von Gewalt [7] sowie Tötungen von Patienten durch Angehörige der helfenden Berufe [8].

In der Zeitschrift „Pflege & Gesellschaft" ist ein Beitrag zum Thema erschienen. Der Autor hat ebenfalls in der „Pflegewissenschaft" publiziert. Weitere Beiträge zum Thema der Vulnerabilität und anderem wurden nicht explizit betrachtet. In der Zeitschrift „PFLEGE" fanden sich drei Beiträge mit den Themenschwerpunkten Schulung in Aggressionsmanagement [9], sprachliche Gewalt [10] und Identifizierung von Risikofaktoren für Kindesmisshandlung und -vernachlässigung [11].

1.1.2 Opfer und Täter von Gewalthandlungen

Diese kurze Übersicht über Beiträge in pflegewissenschaftlich orientierten Zeitschriften zeigt zum einen, dass von einer intensiven Auseinandersetzung innerhalb der Pflegewissenschaft nicht gesprochen werden kann. Trotz der überschaubaren Anzahl zeigt sich in den vorliegenden Publikationen jedoch folgendes: Die eingangs erwähnten Wahrnehmungen zum Thema „Gewalt in der Pflege" implizieren eine eindeutige Täter-Opfer-Beziehung. Einzelne Pflegende üben aus unterschiedlichen Gründen Gewalt gegen pflegebedürftige Menschen aus. Die Veröffentlichungen in pflegewissenschaftlichen Publikationsorganen erweitern diese Perspektive deutlich und beziehen vor allem den Aspekt der Erkennung und Vorbeugung von Gewalt mit ein. Dabei wird der Schwerpunkt auf die Kompetenzentwicklung der Pflegenden zum Erkennen gewaltbehafteter Situationen gerichtet und es wird eine Sensibilisierung angestrebt. Die Rolle der Pflegenden erweitert sich also über die der potenziellen Täter zu „Entdeckern" von Gewalt in Pflegebeziehungen. Auch die aktive Verhinderung von Gewalt durch Pflegende wird als mögliche Rolle beschrieben. Es kann also nicht von eindeutigen Täter-Opfer-Konstellationen in der Auseinandersetzung ausgegangen werden.

Die wenigen Arbeiten verdeutlichen, dass es sinnvoll ist, den Fokus auf das Themenfeld „Gewalt in der Pflege" über deutschsprachige pflegewissenschaftliche Arbeiten hinaus deutlich zu erweitern. Dazu sollen daher in einem ersten Schritt mögliche Täter-Opfer-Beziehungen in den Blick genommen werden. Eine bereits vor längerem durchgeführte Recherche in den einschlägigen Datenbanken hat gezeigt, dass vielfältige Täter-Opfer-Beziehungen im Zusammenhang mit Gewalt in der Pflege in der Literatur bearbeitet werden. So konnten Arbeiten zu den folgenden Konstellationen gefunden werden:

– Gewalt von professionellen Pflegenden gegenüber pflegebedürftigen Menschen: dazu zählen alle physischen und psychischen Formen der Gewalt, die von Angehörigen der Gesundheitsberufe gegenüber Menschen, die der Pflege bedürfen, verübt werden.

– Gewalt von pflegebedürftigen Menschen gegenüber professionell Pflegenden: diskutiert werden auch vielfältige Formen der Gewalt pflegebedürftiger Menschen gegen professionell Pflegende. Diese kann ebenfalls in physischer wie auch psychischer Form und aus sehr unterschiedlichen Gründen erfolgen.

– Gewalt von Angehörigen gegenüber pflegebedürftigen Menschen: innerfamiliäre Pflegebeziehungen können dazu führen, dass Angehörige, die die Versorgung eines pflegebedürftigen Familienmitglieds übernommen haben, diesen gegenüber Gewalt anwenden.

– Gewalt von pflegebedürftigen Menschen gegenüber Angehörigen: ebenso finden sich Hinweise darauf, dass die Pflegebeziehungen von Gewalthandlungen der pflegebedürftigen Menschen gegenüber den sie versorgenden Angehörigen begleitet sind.

– Gewalt von pflegebedürftigen Menschen untereinander: auch Hinweise auf Gewalt von pflegebedürftigen Menschen untereinander sind in der Literatur zu finden.

– Gewalt von professionell Pflegenden untereinander: ebenso finden sich Arbeiten zur Gewalt von professionell Pflegenden untereinander, diese reichen von Mobbing bis hin zu körperlicher Gewalt.

– Gewalt von „Sonstigen" gegenüber pflegebedürftigen Menschen: darüber hinaus finden sich weitere Arbeiten, in denen Gewalt von weiteren Akteuren professioneller und nicht professioneller Art gegenüber pflegebedürftigen Menschen thematisiert wird.

Für alle genannten Konstellationen wurden Beiträge gefunden, die sich auf die Settings Krankenhaus, Pflegeheim/stationäre Pflegeeinrichtung und häusliches Setting beziehen. Zudem wurden für alle Konstellationen Arbeiten zu physischer und zu psychischer Gewalt gefunden. Die Kernbotschaft aus diesen verschiedenen Täter-Opfer-Konstellationen ist daher, dass das Thema der „Gewalt in der Pflege" – ob nun aus pflegewissenschaftlicher oder interdisziplinärer Perspektive – im Grund nicht existiert, sondern ein Klammerbegriff für sehr unterschiedliche Konstellationen und Sachverhalte ist. Dies ist sowohl für die weitere wissenschaftliche Auseinandersetzung wie für Überlegungen zur Gewaltprävention von Bedeutung. Zu den Dimensionen und Formen von Gewalt, die in allen angesprochenen Konstellationen von Bedeutung sind, wird am Anfang des Kap. 1 Stellung genommen, so dass darauf an dieser Stelle verzichtet wird.

1.1.3 Mögliche Ursachen und Auslöser

Angesprochen werden soll noch der Aspekt der Ursachen und Auslöser von Gewalt. Diese sind ebenso vielfältig wie die beschriebenen Konstellationen. Es gibt jedoch einige Aspekte, die immer wieder angesprochen werden und deshalb kurz skizziert werden sollen:

Als erster Aspekt ist zu nennen, dass der Umstand, auf Pflege angewiesen zu sein, gewisse Risiken mit sich bringt. Pflegebedürftigkeit ist in Deutschland mittlerweile in § 14 des Pflegeversicherungsgesetzes definiert als Beeinträchtigung der Selbständigkeit und Angewiesensein auf personelle Hilfe in den Aktivitäten und Lebensbereichen Mobilität, kognitive und kommunikative Fähigkeiten, Verhaltensweisen und psychische Problemlagen, Selbstversorgung, Umgang mit krankheits- und therapiebedingten Anforderungen und Belastungen sowie Gestaltung des Alltagslebens und soziale Kontakte. Es gehört für die meisten Menschen zu ihrem Selbstverständnis, in diesen Aktivitäten und Lebensbereichen selbstbestimmt und selbständig agieren zu können. Ist diese Fähigkeit mittel- oder langfristig, vielleicht sogar dauerhaft, beeinträchtigt, entsteht schnell ein Gefühl der Hilf- und Wehrlosigkeit. Umgekehrt verleiht diese Situation denjenigen, die die Hilfe leisten, eine erhebliche Macht über die Situation. Blom und Duijnstee [12] haben als wesentliche Faktoren von Pflegebeziehungen die Fragen der Akzeptanz, Handhabung und Motivation herausgearbeitet. Damit ist angesprochen, wie die an Pflegebeziehungen beteiligten Personen die Situation akzeptieren, wie sie die bestehenden Herausforderungen praktisch handhaben und, dies trifft stärker auf die familiär und professionell Pflegenden zu, mit welcher Motivation sie die Pflege leisten.

Hat beispielsweise eine Angehörige das Gefühl, die Pflege ihrer Mutter eher gezwungenermaßen zu übernehmen, weil andere Geschwister sich der Verantwortung entziehen, kann es schneller zu einem Belastungserleben kommen, was sich wiederum auf die praktische Handhabung auswirken kann. Stellt sich die Situation dann als dauerhaft heraus, kann Überlastung und/oder Überforderung zu zunehmend problematischeren Konstellationen führen. Auch bei professionell Pflegenden kann es zu Situationen von Überlastung und Überforderung in der dauerhaften Konfrontation mit Beeinträchtigungen der Selbständigkeit kommen, aufgrund derer physische oder psychische Gewalthandlungen die Pflege begleiten oder gar bestimmen.

Auf Seiten der pflegebedürftigen Menschen kann die nicht vorhandene Akzeptanz der Situation zu Unzufriedenheit und der Ablehnung von Hilfen führen. Die Unzufriedenheit kann sich auch gegen die professionellen und familiären Helfenden richten und somit weitere Probleme verursachen. Diese belastenden Aspekte von Pflegebeziehungen bedürfen einer größeren Aufmerksamkeit bei der Analyse von Gewalthandlungen in der Pflege.

Es sind aber nicht nur die aus der Pflegebedürftigkeit resultierenden Aspekte, die Ursache oder Auslöser von Gewalt sein können. Auch Merkmale der an Pflegebeziehungen beteiligten Persönlichkeiten, lebensgeschichtliche Entwicklungen und biographische Aspekte können von Bedeutung sein. Insbesondere im familiären Kontext können Pflegebeziehungen oftmals nur vor dem Hintergrund des vorherigen gemeinsamen Lebens beurteilt werden. Durch die Pflegebedürftigkeit können sich bestehende Rollen und Alltagsroutinen verschieben. Problematische Familienkonstellationen, in denen auch vor Eintritt von Pflegebedürftigkeit das gegenseitige Verhältnis der Beteiligten Aspekte von Gewalt enthielt, werden sich vermutlich nicht grundsätzlich ändern, sondern eher verschärfen. Rollenveränderungen zwischen Ehepaaren oder im Verhältnis von Eltern und ihren Kindern können Probleme mit sich bringen und dazu führen, dass lang verschwiegene Konflikte und Unstimmigkeiten zum Auslöser von Gewalthandlungen werden.

Auch grundsätzliche Einstellungen und Charaktereigenschaften, die sich im Lebensverlauf entwickelt haben, können Ursache und Auslöser von Gewalt sein. So berichten viele Pflegende von sexuell motivierten Übergriffen. Vielfach werden solch problematische Situationen mit einzelnen Pflegebedürftigen oder Patienten dadurch gelöst, dass die Zuständigkeit der Pflegenden für diese Pflegebedürftigen auf begrenzte Zeiträume reduziert wird oder gezielt Männer statt Frauen eingesetzt werden. In der ambulanten Pflege kann das Problem bei guter lokaler Kooperation so gelöst werden, dass die Pflege wechselweise von unterschiedlichen Pflegediensten übernommen wird. Grundsätzliche Einstellungen sind auch dort Auslöser, wo ausländische Pflegende von ausländerfeindlichen Erfahrungen und Diskriminierungen im Rahmen ihrer Arbeit berichten. Innerhalb von Pflegebeziehungen können solche Einstellungen deutlicher zu Tage treten, da es für die Beteiligten unmittelbar nur wenige Möglichkeiten gibt, sich der Situation zu entziehen.

Dies sind nur zwei mögliche Ursachen von gewaltbehafteten Situationen in der Pflege, die zeigen, wie komplex auch dieser Aspekt bei einer differenzierteren Betrachtung ist. Insbesondere darf nicht vergessen werden, dass die genannten Aspekte in der Regel nicht zu Gewalthandlungen führen. Es ist also keinesfalls von regelhaften Selbstverständlichkeiten auszugehen, sondern es ist das in individuellen Fällen kumulierte Auftreten möglicher Auslöser, die dazu führen, dass sich aus der ohnehin bestehenden Asymmetrie von Pflegebeziehungen Täter-Opfer-Konstellationen entwickeln und es zu Gewalthandlungen kommt. Retrospektiv lässt sich oftmals gut analysieren, warum es zu Gewalt in der Pflege gekommen ist. Zur Reduktion und Vermeidung von Gewalt in der Pflege wäre es jedoch erforderlich, bereits vorher eine Sensibilisierung für Gewalthandlungen zu erreichen.

1.1.4 Konfrontation mit und Erkennen von Gewalt

Aus den bisherigen Ausführungen lässt sich ableiten, dass das Thema der Gewalt in der Pflege differenziert betrachtet werden kann hinsichtlich der Täter-Opfer-Konstellationen, der Settings in denen es zu Gewalt kommt, der Art der Gewalt (physisch oder psychisch), der unterschiedlichen Formen, der Dauer der Gewaltanwendung sowie hinsichtlich der Auslöser und Ursachen. Es lässt sich schlussfolgern, dass sämtliche Bereiche der Pflege eine Konfrontation mit Gewaltphänomenen denkbar erscheinen lassen und es entsprechend in allen Bereichen der Überlegung bedarf, wie Gewalt erkannt und vermieden werden kann. Nicht ohne Grund – um noch einmal den Fall Niels Högel zu bemühen – wird sich im Zusammenhang mit Tötungs- und Gewaltdelikten im Krankenhaus die Frage gestellt, warum niemand etwas bemerkt hat und gezielte Tötungen unbeeinträchtigt fortgeführt werden konnten. Allein die Tatsache, dass in Krankenhäusern oder Pflegeheimen der Tod eines kranken oder pflegebedürftigen Menschen kein außergewöhnlicher Vorfall ist, darf nicht über die gezielte und bewusste Anwendung von Gewalt hinwegtäuschen. Ein wichtiger Aspekt der Prävention von Gewalt wäre es vor diesem Hintergrund, eine Arbeitsplatzkultur zu etablieren, in der es möglich ist, ungewöhnliche Beobachtungen anzusprechen ohne als Nestbeschmutzer zu gelten. Angesichts der in allen Bereichen der Pflege zunehmend verdichteten Arbeitsprozesse ist das keine kleine Herausforderung.

Der Schwerpunkt der folgenden Betrachtungen zur Konfrontation mit und dem Erkennen von Gewalt soll jedoch dem Bereich der häuslichen Pflege gewidmet werden. Anders als in stationären Einrichtungen sind in der häuslichen Pflege das Vorkommen und die Formen von Gewalt deshalb schwer zu beurteilen, da sich das Pflegegeschehen hinter verschlossenen Türen abspielt, diese Türen nur zu besonderen Anlässen geöffnet werden und die Zahl der handelnden und beobachtenden Akteure in der Regel sehr klein ist.

Die häusliche Pflege stellt nach wie vor den größten Teil der pflegerischen Versorgung in Deutschland dar. Nach der Pflegestatistik werden von den insgesamt 3,4 Mio. Menschen, die als pflegebedürftig im Sinne des Elften Sozialgesetzbuches (SGB XI) eingestuft worden sind, 76 % (2,65 Mio.) zu Hause versorgt. Etwa zwei Drittel dieser Personen (ca. 1,76 Mio.) werden ohne professionelle Hilfen und ein knappes Drittel (830.000) werden mit Unterstützung eines ambulanten Pflegedienstes versorgt [13]. Da fast 90 % der pflegebedürftigen Menschen 60 Jahre und älter sind, ist der häusliche Bereich sicherlich das Feld, dem bei der Suche nach Möglichkeiten zur Entdeckung und Verhinderung von Gewalt gegen ältere Menschen die größte Aufmerksamkeit zuteilwerden sollte. Möglichkeiten zur Konfrontation mit oder zum Erkennen von Gewalt in der Pflege ergeben sich in dem Zusammenhang zu verschiedenen Anlässen im Rahmen:

- der regulären Hausbesuche durch die Pflegenden in den ambulanten Pflegediensten
- von Beratungsbesuchen nach § 37 Abs. 3 SGB XI
- der Pflegeberatung
- der Begutachtung der Pflegebedürftigkeit durch die Gutachter der gesetzlichen und privaten Krankenversicherungen.

Ambulante Pflegedienste sind in ihrer alltäglichen Arbeit besonders nah an den Lebenswirklichkeiten von Familien und Haushalten, in denen ein Mensch auf pflegerische Unterstützung angewiesen ist. Die Gründe, warum Menschen pflegerische Hilfe in ihrem häuslichen Umfeld in Anspruch nehmen, sind äußerst vielfältig [14]. Oftmals hängen sie jedoch damit zusammen, dass das Alltagsleben im entsprechenden Haushalt aus den Fugen geraten ist und die Beteiligten nicht mehr selbständig in der Lage sind, mit den durch die Krankheit und Pflegebedürftigkeit bedingten Anforderungen zurecht zu kommen. Nicht selten sind die ersten Anfragen an die Pflegedienste auch sehr unspezifisch im Sinne der allgemeinen Frage, ob mal jemand vorbeikommen könnte. Der erste Besuch des Pflegedienstes im Haushalt dient daher der weiteren Klärung, ob und falls ja, für welche Aufgaben der ambulante Pflegedienst weiter in Anspruch genommen wird. Erfahrene Pflegende richten ihren Blick bei diesen ersten Besuchen in der Regel nicht nur auf somatische Probleme des pflegebedürftigen Menschen oder Fragen der Körperpflege, auch wenn das die Aspekte sind, für die sie ihre Leistungen refinanziert erhalten. Der erste Besuch bietet darüber hinaus auch die Gelegenheit, sich intensiver mit der Lebenswelt des Pflegehaushaltes zu befassen, einen Einblick in die Beziehungen der beteiligten Haushaltsmitglieder zu erhalten, zu erfahren, wer das Wort führt und wer in erster Linie Entscheidungen trifft. Nicht zuletzt erhalten die Pflegenden in diesem Zusammenhang auch einen Eindruck davon, wie ihnen im jeweiligen Haushalt begegnet wird, ob sie als hilfreiche Unterstützung willkommen, als notwendiges Übel akzeptiert sind oder von Teilen der Haushaltsmitglieder als Eindringlinge wahrgenommen und mit Ablehnung konfrontiert werden. Auch die weiteren Besuche in den Haushalten vermitteln wichtige Einsichten. Da diese Besuche in der Regel nicht nur einmal, sondern regelhaft (zwischen mehrmals täglich bis hin zu wenigen Besuchen pro Monat) erfolgen, erfolgt eine kontinuierliche Auseinandersetzung mit den Charakteristiken des besuchten Pflegehaushalts und die Pflegenden erhalten einen vertieften Einblick in die vorliegenden Beziehungsstrukturen. Die kontinuierliche Einbeziehung in einen Pflegehaushalt ermöglicht eine Beobachtung im Zeitverlauf. Durch die entstehende Pflegebeziehung kann es möglich werden, problematische Entwicklungen im Sinne einer Destabilisierung eines Pflegearrangements behutsam zu thematisieren und anzusprechen.

Insgesamt wäre es jedoch nicht realistisch zu erwarten, dass die Pflegenden zielstrebig nach Anzeichen von Gewalt in den Haushalten suchen. Zum einen, weil das den Aufgabenbereich des Pflegedienstes, der politisch gewollt auf die Durchführung von Verrichtungen reduziert und abqualifiziert wurde, deutlich überschreitet, zum anderen, weil es auch hinsichtlich der Kompetenzen der Pflegenden keine Voraussetzungen gibt, auf denen aufgebaut werden könnte.

Daher kann es in diesem Zusammenhang zunächst nur um Sensibilisierung gehen. Diese ist erforderlich auf Seiten der Mitarbeiter der ambulanten Pflegedienste. Ihnen sollte der Raum dafür gegeben werden, Beobachtungen im Hinblick auf Gewalt (gegen Pflegebedürftige, Angehörige oder sich selbst) äußern zu können. Die Sensibilisierung ist ebenso erforderlich auf Seiten der Pflegekassen und der Politik, die den Beitrag ambulanter Pflegedienste zur Stabilisierung häuslicher Pflegesituationen seit Einführung der Pflegeversicherung sehr konsequent ignorieren und ihnen neben der Hilfestellung bei Alltagsverrichtungen keinen weiteren Beitrag zubilligen.

Dies wird insbesondere deutlich im Zusammenhang mit den Beratungsbesuchen nach § 37 Abs. 3 SGB XI. Pflegebedürftige Menschen, die sich für die Geldleistung in der Pflegeversicherung entschieden haben, sind verpflichtet, einmal halbjährlich (in den Pflegegraden 2 und 3) oder vierteljährlich (in den Pflegegraden 4 und 5) einen Beratungsbesuch durch einen ambulanten Pflegedienst oder eine Beratungsstelle abzurufen. Die Besuche sollen der Sicherung der Qualität der häuslichen Pflege, der regelmäßigen Hilfestellung und praktischen Unterstützung der häuslich Pflegenden dienen. Entsprechende Beratungsbesuche finden seit Einführung der Pflegeversicherung jedes Jahr millionenfach statt und es werden mit jedem Jahr steigende zweistellige Millionenbeträge dafür ausgegeben. Die Tatsache, dass diese Besuche nach der Begutachtung zur Feststellung der Pflegebedürftigkeit die einzige Form sind, in der ein Kontakt zwischen dem Pflegeversicherungssystem und dem Pflegehaushalt besteht, wird bislang nur unzureichend berücksichtigt. Das präventive Potenzial dieser Besuche, nicht nur im Hinblick auf Gewalt, sondern auch hinsichtlich weiterer Verschlechterungen der individuellen Selbständigkeit, gesundheitlicher Probleme oder anderer Aspekte, bleibt somit ungenutzt. Erst 2018 ist es gelungen, Empfehlungen zur Durchführung der Beratungsbesuche zu beschließen und sie damit aus dem Stadium der Beliebigkeit herauszuheben, die in der Vergangenheit dazu führte, dass die Frage einer guten oder schlechten Beratungsqualität vor allem vom Zufall abhing. Auch die Empfehlungen bieten keine Gewähr dafür, dass die Besuche einen substanziellen Beitrag zum Erkennen und zur Vermeidung von Gewalt leisten. Sie sind jedoch eine Voraussetzung dafür, sich in Zukunft stärker mit den inhaltlichen Fragen und Problemlagen in den Pflegehaushalten auseinanderzusetzen. Mittlerweile vorhandene Möglichkeiten zur Unterstützung dieser Beratungsbesuche sollten in diesem Zusammenhang genutzt werden [15,16].

Ein weiterer Berührungspunkt besteht in anderen Beratungsformen. Im Rahmen der Pflegeberatung nach § 7a SGB XI können Berater mit problematischen und gewaltbehafteten Pflegekonstellationen in Berührung kommen. Beratungsstellen zu Fragen der Gewalt in der Pflege oder Pflege-Not-Telefone, wie es leider nur wenige in Deutschland gibt, können zur Anlaufstelle von Menschen werden, die sich in ihrer Pflegesituation stark belastet fühlen. Diese Beratungsstellen können gezielte Unterstützung bei Überlastung oder Gewalt leisten. Eine Chance besteht vor allem darin, wenn eine Vernetzung und Kooperation zwischen den unterschiedlichen Beratungsangeboten stattfinden. Sollte es in den Anlaufstellen zur Pflegeberatung auf kommunaler Ebene oder bei den Pflegekassen oder im Rahmen der angesprochenen Beratungsbesuche Hinweise auf Gewalt geben, so können die spezialisierten Beratungsstellen weitere Hilfestellungen anbieten.

Als letzter Anlass zur Konfrontation mit und zum Erkennen von Gewalt soll die Begutachtung zur Feststellung der Pflegebedürftigkeit durch die Medizinischen Dienste der Krankenversicherung oder der privaten Krankenversicherung angesprochen werden. Dieser Anlass ist im Hinblick auf Fragen der Gewalt in der Pflege von Bedeutung, weil die Gutachter – ähnlich wie die Pflegenden aus den ambulanten Diensten – im Rahmen der Begutachtung unmittelbar mit der Lebenswirklichkeit in Pflegehaushalten konfrontiert sind. Anders als während der regulären Hausbesuche der ambulanten Pflegedienste öffnet sich die Tür für Gutachter zwangsläufig, wenn ein Antrag auf Leistungen der Pflegeversicherung gestellt wird. Da es im Rahmen der Gutachten immer wieder auch zu Ereignissen kommt, in denen Anzeichen von Gewalt vorliegen, verwundert es nicht, dass sich die Medizinischen Dienste intensiver mit Fragen der Gewaltprävention befassen und ein Modellprojekt zur Prävention auf kommunaler Ebene durchgeführt haben [17].

Die Begutachtungen zur Feststellung der Pflegebedürftigkeit sind im Hinblick auf die Erkennung und Vermeidung von Gewalt aber auch noch in anderer Hinsicht von Bedeutung. Im Rahmen der Begutachtung wird eine Vielzahl von Informationen über den pflegebedürftigen Menschen und sein soziales Umfeld gesammelt. Bislang werden diese Informationen jedoch lediglich zur Bestimmung des Pflegegrads genutzt. Annahmen über die Stabilität des Pflegearrangements, Anhaltspunkte für spezifische Unterstützungsbedarfe oder ähnliches mögen zwar seitens der Gutachter vorhanden sein, werden jedoch nicht systematisch erfasst oder gar zur Grundlage gezielter Unterstützungsangebote gemacht. Ähnlich wie die Feststellungen im Rahmen der Beratungsbesuche nach § 37 Abs. 3 SGB XI (s. o.) fehlt es auch in diesem Zusammenhang an einer Idee, einem Verfahren und einer Zuständigkeit, bei Verdacht auf gewaltbehaftete Pflegekonstellationen aktiv werden zu können. Bei vorliegender Pflegebedürftigkeit haben die Menschen hinsichtlich der Leistungen der Pflegeversicherung die Wahl zwischen verschiedenen Optionen. Im Rahmen der pflegerischen Versorgung wird im weiteren Verlauf der Blick vor allem auf die professionellen Anbieter gelegt, die sich regelmäßig der Qualitätskontrolle zu unterziehen haben. Die größte Gruppe der Leistungsbezieher – diejenigen, die die Geldleistung erhalten – bleibt weitgehend sich selbst überlassen. Die Informationen aus den Begutachtungen dafür zu nutzen, ihnen gezielte Unterstützungsangebote zu unterbreiten oder problematische Entwicklungen frühzeitig in den Blick zu nehmen, sollte im Sinne einer „subjektorientierten Qualitätssicherung" in Zukunft stärker forciert werden [18].

1.1.5 Fazit

Die pflegewissenschaftliche Auseinandersetzung mit Fragen der Gewalt in der Pflege bedarf einer interdisziplinären Erweiterung, um Erkenntnisse zum Zusammenhang von Täter-Opfer-Konstellationen, Settings, Ursachen und Formen von Gewalt zu gewinnen und im Sinne eines Beitrags zur Reduktion von Gewalt weiter zu entwickeln. Dabei sollten insbesondere die Angehörigen der Pflegeberufe im Mittelpunkt stehen. Sie können einen wichtigen Beitrag zum Erkennen und damit zur Reduktion von Gewalt leisten. Dazu ist es jedoch einerseits erforderlich, dass ihnen eine solche Rolle zugestanden wird und sie für grundsätzlich kompetent erachtet werden. Andererseits bedarf es einer Sensibilisierung für Fragen der Gewalt in der Pflege, die sich auch darin konkretisiert, Kompetenzen zur Erkennung von Anzeichen für Gewalt zu entwickeln. Nicht zuletzt darf in der Diskussion um Gewalt in der Pflege nicht vergessen werden, dass Pflegende selbst zur Zielscheibe von Gewalt werden können.

Literatur

[1]   Osterbrink J, Andratsch F. Gewalt in der Pflege. Wie es dazu kommt, wie man sie erkennt, was wir dagegen tun können. München: CH Beck; 2015.
[2]   Grundel A, Liepe K, Blättner B, Grewe HA. Gewalt gegen Pflegebedürftige durch Angehörige. Eine systematische Übersicht über Befragungs- und Assessment-Instrumente. Pflegewissenschaft. 2012;7–8:399–407.
[3]   Grundel A, Liepe K, Blättner B. Handeln bei Gewalt in der häuslichen Laienpflege: Hilfen und Hindernisse für ambulante Pflegefachkräfte. Pflegewissenschaft. 2014;11:646–652.
[4]   Liepe K, Blättner B, Grewe HA. Handlungsempfehlungen bei Gewalt gegen ältere, pflegebedürftige Menschen. Pflegewissenschaft. 2014;5:278–288.
[5]   Rathwallner B. Gewalt in der Pflege präventiv begegnen. Pflegewissenschaft. 2014;5:314–320.
[6]   Becker R, Rohr J. Gewalt gegen ältere Menschen in Pflegeverhältnissen. Pflegewissenschaft. 2011;11:604–613.
[7]   Spiller A. Einflussfaktoren und Äußerungsformen von Gewalt in der Pflege. PR-Internet. 2001;10:169–178.
[8]   Schreiner PW. Patiententötung durch Angehörige helfender Berufe. PR-Internet 2001;4:64–77.
[9]   Zeller A, Needham I, Halfens R. Effekt einer Schulung in Aggressionsmanagement bei Schülerinnen und Schülern in der Pflegeausbildung. Pflege 2006;19(4):251–258.
[10] Staudacher D. Verletzende Worte: Sprachliche Gewalt. Pflege. 2015;28(2):122.
[11] Grunau A. Der pflegerische Beitrag zur Identifizierung von Risikofaktoren für Kindesmisshandlung und -vernachlässigung. Pflege. 2010;23(1):15–24.

[12] Blom M, Duijnstee M. Wie soll ich das nur aushalten? Göttingen: Eicanos im Huber Verlag; 1998.

[13] Statistisches Bundesamt. Pflegestatistik 2017 – Pflege im Rahmen der Pflegeversicherung. Deutschlandergebnisse. Wiesbaden: Statistisches Bundesamt; 2018.

[14] Dorin L, Turner SC, Beckmann L, et al. Which need characteristics influence healthcare service utilization in home care arrangements in Germany? BMC Health Serv Res. 2014;14:233.

[15] Büscher A, Oetting-Roß C, Sulmann D. Qualitätsrahmen für Beratung in der Pflege. Berlin: Zentrum für Qualität in der Pflege (ZQP); 2016.

[16] Büscher A, Holle B. Pflegeberatung nach § 37 Abs. 3 SGB XI: Unterstützung häuslicher Pflegearrangements. Monitor Pflege. 2015;3:15–19.

[17] MDS – Medizinischer Dienst des Spitzenverbandes Bund der Krankenkassen (MDS). Projekt Gewaltfreie Pflege. Prävention von Gewalt gegen Ältere in der pflegerischen Langzeitver-sorgung. Essen: MDS; 2015.

[18] Klie T, Büscher A. Subjektorientierte Qualitätssicherung in der Langzeitpflege. NDV. 2019;3:114–119.

Sven Hartwig

1.2 Rechtsmedizinische Sicht

1.2.1 Vorbemerkungen zu rechtsmedizinischer Tätigkeit

Im Zuge des demografischen Wandels in der bundesdeutschen Gesellschaft gewinnt das Thema Gewalt im Alter auch an forensischer Bedeutung. Bereits im Jahr 1991 machte die Deutsche Gesellschaft für Rechtsmedizin dies zum Leitthema ihrer Jahrestagung in Lausanne und widmete diesem 2007 eine Schwerpunktausgabe der Zeitschrift Rechtsmedizin. Die Leitartikel haben bis heute nicht an Aktualität verloren. Bereits im Jahr 2000 bilanzierte Wagner [1], dass insbesondere in der Altenpflege Vernachlässigung und Gewalt von hoher forensischer Relevanz sind und führte den Begriff der Forensischen Gerontologie ein. Bei der Vielfalt der mit der Versorgung alter Menschen einhergehenden potenziell forensisch relevanten Aspekte wurde bereits früh eine Kooperation mit Verbänden und Institutionen angestrebt und innerhalb der Fachgesellschaft Arbeitskreise gebildet.

Die rechtsmedizinische Perspektive des Leitthemas reicht von Vernachlässigung, Pflegeschäden, gehäuften Stürzen im höheren Lebensalter, Problemen der Kraftfahrereignung und der Testierfähigkeit, Todesfällen im Rahmen mechanischer Fixierung, institutioneller Polypharmazie, Therapiebegrenzung, Sterbehilfe und (assistiertem) Suizid bis zu sexualisierter Gewalt, Raub- und Tötungsdelikten im hohen Lebensalter. Das Viktimisierungsrisiko steigt mit zunehmendem Alter. Eine hohe Dunkelziffer an Opfern wird angenommen [2]. Auf Tötungsdelikte wird gesondert im Kap. 2.1 eingegangen.

Im Folgenden werden einige der relevanten Aspekte rechtsmedizinischer Tätigkeit näher beleuchtet und mit Fallbeispielen aus der forensischen Praxis belegt.

1.2.2 Pflegeschäden und Vernachlässigung

Im Rahmen der in den Bestattungsgesetzen der Bundesländer geregelten ärztlichen Leichenschau vor Feuerbestattung werden zum Teil schwerste Pflegeschäden festgestellt, die Anlass für polizeiliche Ermittlungen bieten können. Verstärkt seit Ende der 1990er Jahre halfen rechtsmedizinische Studien, den Schleier dieses oft tabuisierten Problems der Versorgung pflegebedürftiger alter Menschen zu lüften [3]. Neben institutionalisierten Umfeldern ist es insbesondere der häusliche Nahbereich, in dem es aus unterschiedlichen Gründen zu Vernachlässigungen teils mit fatalen Folgen für die Betroffenen kommt.

Fallbeispiel: Ein seit acht Jahren von der Ehefrau betreuter, pflegebedürftiger Mann (56 Jahre) wurde im November 2008 im komatösen Zustand vom Rettungsdienst in eine Klinik gebracht. Dort wurden eine diabetische Stoffwechselentgleisung und eine starke Verwahrlosung festgestellt, die dem mutmaßlichen Willen des Betroffenen entsprechend Anlass zur Anzeige bei der Polizei bot. Im Zuge der polizeilichen Ermittlungen wurde bekannt, dass seit vier Jahren kein direkter Arztkontakt bestand und trotz Insulinpflichtigkeit seit Monaten keine Insulingabe erfolgt sei.

Im Zuge der beauftragten klinisch-rechtsmedizinischen Untersuchung sechs Tage nach Klinikeinlieferung wurden trotz zwischenzeitlicher Behandlung und Entfernung eines borkig verschmutzten 25 cm langen Bartes, Zeichen eines Pflegemangels mit Dekubitalulzera bis III. Grades an Oberschenkeln und Gesäß und einer ausgeprägten Pflegevernachlässigung der Unterschenkel und Füße (Abb. 1.4) festgestellt.

Der Zustand bei Einlieferung wurde als lebensbedrohlich eingestuft. Seitens der Staatsanwaltschaft wurde gegen die Ehefrau ein Ermittlungsverfahren wegen unterlassener Hilfeleistung eröffnet. Noch vor Verfahrensabschluss verstarb der betroffene Ehemann an den Folgen der Diabeteserkrankung. Das Verfahren wurde schließlich eingestellt, unter anderem wegen einer psychischen Erkrankung der Ehefrau, die im Nachhinein erhebliche Zweifel an der Eignung als Betreuerin aufkommen ließen.

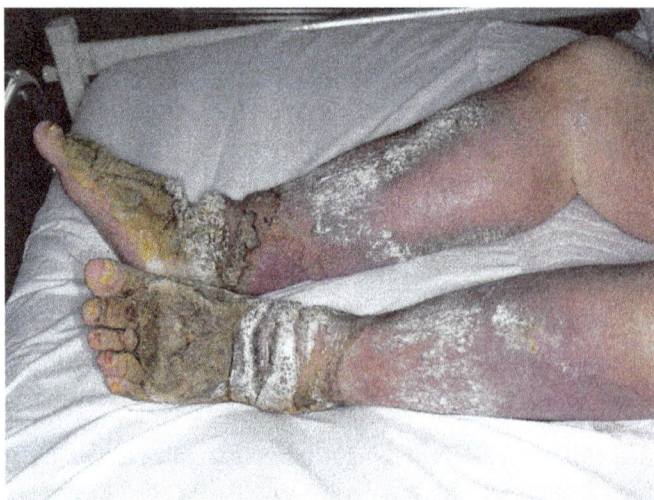

Abb. 1.4: Ausgeprägte Pflegevernachlässigung der Unterschenkel im häuslichen Umfeld (© Institut für Rechtsmedizin, Charité – Universitätsmedizin Berlin, 2009).

Fallbeispiel: In einem weiteren Fall wurde der Leichnam einer in der Häuslichkeit vom Sohn versorgten Seniorin (91 Jahre) erst durch Zufall nach dem Tod des Sohnes entdeckt, der den Sterbefall nicht angezeigt und die mütterliche Wohnung bis zu seinem Tod weiternutzte und mutmaßlich die Rente der Frau weiterbezog. Der Leichnam des Sohnes wurde nach fehlerhafter ärztlicher und polizeilicher Leichenschau zunächst für den der Wohnungsmieterin gehalten. Erst im Rahmen einer rechtsmedizinischen Obduktion wurde die Fehlidentifizierung offenbar und eine Nachsuche an der Wohnanschrift initiiert, die zur Entdeckung der bereits mumifizierten Leiche der Mieterin in einer Wäschetruhe auf dem Balkon (Abb. 1.5) führte.

Die polizeilichen Ermittlungen ergaben einen letzten persönlichen Arztkontakt der Frau ca. vier Jahre und eine letzte Rezeptierung einer Herzmedikation, die der Sohn besorgte, drei Jahre vor Auffindung. Die Todesursache konnte bei der betagten Frau nicht mehr sicher festgestellt werden. Hinweise auf einen gewaltsamen Tod ergaben sich nicht. Gegen den Leichenschauarzt wurde ein Ordnungswidrigkeitsverfahren wegen der inadäquaten Leichenschau eingeleitet, die beteiligten Polizeibeamten wurden dienstlich gerügt [4].

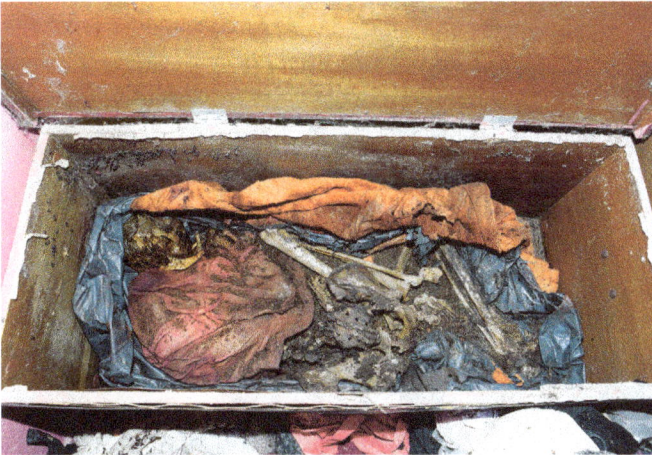

Abb. 1.5: Mumifizierter Leichnam einer Seniorin in einer Wäschetruhe bei unterlassener Bestattungssorge durch Angehörige (© Institut für Rechtsmedizin, Charité – Universitätsmedizin Berlin, 2014).

1.2.3 Physische Gewalt gegen Menschen in Pflegesituationen

Besonders hoch ist das Viktimisierungsrisiko pflegebedürftiger älterer Menschen im persönlichen Nahraum. Das Erkennen von Übergriffen kann durch bestehende Erkrankungen, Abhängigkeitsverhältnisse und die eingeschränkte Mitteilungsfähigkeit der Betroffenen erschwert sein [5]. Hierbei können sowohl pflegende Angehörige als auch professionelle Pflegende die Täterrolle einnehmen [6].

Fallbeispiel: Eine 92 Jahre alte in der Häuslichkeit gepflegte Frau wurde von Pflegenden tot vorgefunden. Die Betroffene, die unter Demenz, Parkinson, Herzleistungsschwäche, Bluthochdruck und den Folgen eines Schlaganfalles litt, wurde fünfmal am Tag von einem Pflegedienst in der Häuslichkeit aufgesucht. Selbständig habe sie sich nicht bewegen können. In den Wochen vor dem Tod fielen den Pflegedienstmitarbeitern verschiedentlich Hämatome im Gesichtsbereich auf, für die es seitens der Pflegenden keine Erklärung gab. Seitens des Pflegedienstes wurde vermutet, dass hierfür möglicher weise eine ebenfalls im Besitz eines Schlüssels zu der Wohnung stehende Nachbarin verantwortlich sein könnte. Zudem seien regelmäßig Lebensmittel aus der Wohnung entwendet worden. Zum Ausschluss einer Fremdschuld am Tode der Betroffenen wurde eine rechtsmedizinische Obduktion angeordnet.

Neben schwersten krankhaften Veränderungen des Herzkreislaufsystems und der Nieren, die den Todeseintritt aus innerer Ursache bei Ausschluss einer Vergiftung begründeten, wurden Zeichen älterer stumpfer Gewalteinwirkungen im Gesicht und am oberen Brustkorb (Abb. 1.6) festgestellt, die zwar nicht im Zusammenhang mit dem Todeseintritt standen, aber die Vermutung einer stattgehabten fremdtätigen Gewalteinwirkung bestätigte.

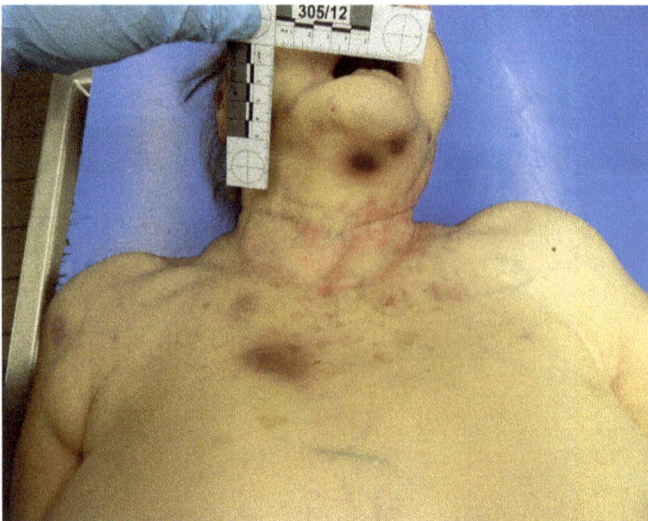

Abb. 1.6: Zeichen älterer stumpfer Gewalteinwirkungen ohne Bezug zu pflegerischen Maßnahmen bei einer in der Häuslichkeit gepflegten Frau (© Institut für Rechtsmedizin, Charité – Universitätsmedizin Berlin, 2012).

Fallbeispiel: Über eine Sozialarbeiterin einer Wohnungsbaugesellschaft wurde der Fall einer 84 Jahre alten Frau polizeilich angezeigt, die mutmaßlich durch einen „Pfleger", bei dem es sich um einen Nachbarn handelte, misshandelt wurde. Die Betroffene wurde drei Tage nach Klinikaufnahme rechtsmedizinisch begutachtet. Der initiale Verdacht ließ sich nicht mit Sicherheit belegen. Es zeigten sich zwar mehrzeitig entstandene Verletzungen, die nicht mit pflegerischen Maßnahmen in Einklang zu bringen waren (Abb. 1.7). Die Befundinterpretation war durch offenbare Sturzverletzungen und eine erhöhte Vulnerabilität der Haut der Patientin hinsichtlich einer klaren Differenzierung zwischen einer fremdtätigen Gewalteinwirkung und wiederholten Stürzen jedoch erschwert.

Vier Wochen später verstarb die Betroffene in einer geriatrischen Klinik. Die rechtsmedizinische Obduktion und Anschlussuntersuchungen schlossen einen Tod als Folge der minderschweren traumatischen Einwirkungen aus. Mittels einer Haaruntersuchung wurden potenziell sturzbegünstigende Medikamente nachgewiesen.

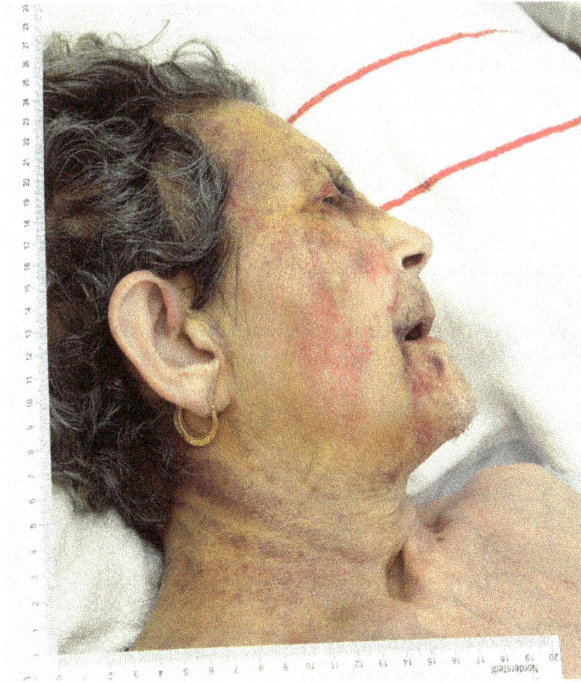

Abb. 1.7: Zeichen stumpfer Gewalteinwirkungen ohne Bezug zu pflegerischen Maßnahmen bei einer in der Häuslichkeit gepflegten Frau. Differenzialdiagnose: Sturz (© Institut für Rechtsmedizin, Charité – Universitätsmedizin Berlin, 2011).

1.2.4 Mechanische Fixierung und Todesfälle

Akzidentelle Todesfälle im Rahmen von Fixierungsmaßnahmen kommen regelmäßig im rechtsmedizinischen Untersuchungsgut vor. Die Rekonstruktion derartiger Sterbefälle ist oft nur durch die Kenntnis der lokalen Verhältnisse und der Auffindesituation möglich. Vor diesem Hintergrund ist es denkbar, dass solche Fälle oft nicht erkannt und demnach auch nicht gemeldet werden. Die Anordnung freiheitsbeschränkender Maßnahmen setzt eine kritische Indikation voraus und zieht eine engmaschige Überwachung der betroffenen Personen nach sich. Als Ursachen für Unfälle werden zumeist irreguläre mechanische Fixierung gepaart mit einer defizitären kontinuierlichen Überwachung aus personellen Gründen angeführt [7,8].

Fallbeispiel: Ein 87 Jahre alt gewordener Patient, der wegen einer Digitalisüberdosierung hospitalisiert war, wurde am Morgen von Pflegenden mit dem Kopf unter dem Bettgitter des Pflegebettes eingeklemmt leblos vorgefunden (Abb. 1.8). Von einer Reanimation wurde bei bereits bestehenden sicheren Todeszeichen Abstand genommen. Da sich der Patient am Vorabend aggressiv verhalten habe, sei eine Fixierung mittels Bettgittern erfolgt. Eine Befreiung aus der Situation war dem Betroffenen selbst nicht möglich.

Bei der rechtsmedizinischen Obduktion vier Tage nach dem Auffinden wurden neben vorbestehenden krankhaften Veränderungen des Herzkreislaufsystems und einem lokal fortgeschrittenen Lungenkarzinom, Zeichen einer Halsweichteilkompression mit Hautvertrocknungen und Einblutungen mit lokalem Bezug zur rechten gemeinsamen Halsschlagader festgestellt. Todesursächlich war die Halsschlagaderkompression im Sinne einer akzidentellen Strangulation mit Unterbrechung der Blutzufuhr zum Gehirn.

Im referierten Fall war die offenbar unterlassene engmaschige Überwachung des Patienten zu beanstanden. Der Todeseintritt lag mutmaßlich mehrere Stunden vor dem Auffindezeitpunkt.

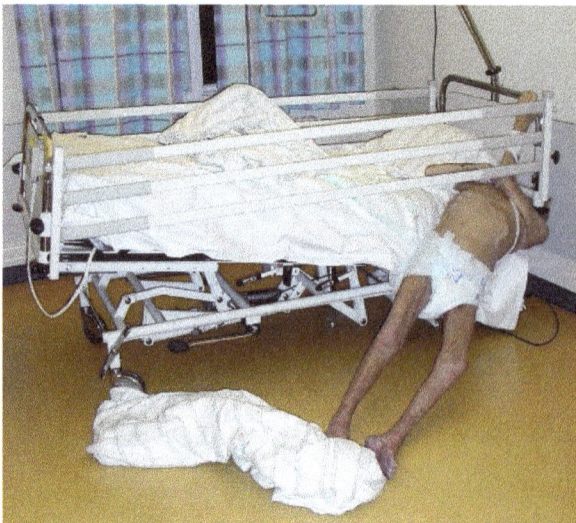

Abb. 1.8: Auffindesituation bei akzidenteller Strangulation nach mechanischer Fixierung mittels Bettgittern (© Institut für Rechtsmedizin, Charité – Universitätsmedizin Berlin, 2011).

1.2.5 Polypharmazie und Stürze

Polypharmazie bei älteren Patienten steht schon seit längerem im Fokus der medizinischen Fachgesellschaften. Zu den oft zahlreich verschriebenen Medikamenten kommen meist noch freiverkäufliche Präparate hinzu. Die Interaktion verschiedener Medikamente, der veränderte Metabolismus oder krankheitsbedingte Störungen der Pharmakokinetik stellen zusätzliche Risikofaktoren dar. Gleichzeitig steigen das Risiko zu stürzen sowie das Verletzungs- und Sterberisiko mit zunehmendem Alter. Es stellt sich oft als schwierig heraus, Sturzursachen zu erkennen und das individuelle Sturzrisiko von Patienten einzuschätzen [9–11]. In einer Studie des Instituts für Rechtsmedizin der Charité – Universitätsmedizin Berlin wurden die im Zeitraum 2011 bis 2012 durchgeführten gerichtlichen Obduktionen retrospektiv hinsichtlich ermittelbarer Sturzursachen bei Stürzen im Alter unter besonderer Betrachtung der Medikation ausgewertet [12].

Im Studienzeitraum wurden 477 Fälle (247 m; 230 w; mittleres Alter: 76 Jahre) identifiziert, bei denen im zeitlichen Zusammenhang mit dem Versterben in mehr als der Hälfte der Fälle (54,4 %) Medikamente nachgewiesen wurden. 39 % der akzidentell gestürzten über 70-jährigen (n = 39) standen unter dem Einfluss von zentralnervös wirkenden Medikamenten, woraus ein möglicher Zusammenhang mit den jeweiligen Sturzereignissen abgeleitet werden konnte.

In Tab. 1.3 sind die Nachweise von zentralnervös wirkenden Medikamenten in Bezug auf den Sterbeort aufgeführt. Es fällt auf, dass bei institutioneller Unterbringung rsp. Hospitalisierung häufiger zentralnervös wirkende Medikamente nachgewiesen werden. Bei einem Drittel der Fälle wurden mehrere zentralnervös wirkende Medikamente detektiert.

Zu vergleichbaren Ergebnissen kommt eine Münchener Studie, bei der in einem Viertel der Fälle untersuchter verstorbener Altenheimbewohner PRISCUS-Medikamente nachgewiesen wurden [13].

Tab. 1.3: Nachweis von zentralnervös wirkenden Medikamenten in Bezug auf den Todesort bei 477 Sterbefällen im höheren Lebensalter, die in zeitlichem Zusammenhang mit Stürzen verstarben.

Setting	ZNM[a] in % (n)		Gesamt in % (n)
	Nein	Ja	
Wohnung	84,3 (n = 258)	15,7 (n = 48)	100,0 (n = 306)
Pflegeeinrichtung	65,8 (n = 25)	34,2 (n = 13)	100,0 (n = 38)
Krankenhaus	54,1 (n = 72)	45,9 (n = 61)	100,0 (n = 133)
Gesamt	74,4 (n = 355)	25,6 (n = 122)	100,0 (n = 477)

[a]ZNM = zentralnervös wirkendes Medikament, n = Anzahl der Fälle.

1.2.6 Fazit

Die nicht immer einfach zu erkennenden Folgen von Pflegefehlern und Gewalt gegen alte Menschen mahnen die befassten Berufsgruppen zu erhöhter Aufmerksamkeit, stellen diese aber auch vor besondere Herausforderungen. Aus rechtsmedizinischer Perspektive sind es Angebote klinisch-rechtsmedizinischer Expertise, eine stetige Verbesserung und Supervision der ärztlichen Leichenschau, sowie die Durchführung rechtsmedizinischer Obduktionen, die zweifelhafte Fälle klären helfen und Daten für eine kritische Auseinandersetzung mit dem an Bedeutung zunehmenden Thema und die Ableitung präventiver Maßnahmen liefern [14,15].

Literatur

[1]   Wagner HJ. Forensische Gerontologie – Bilanz und Prognose. Rechtsmedizin. 2000;10(2):45–50.
[2]   Püschel K. Forensische Gerontologie. Rechtsmedizin. 2007;17(6):358.
[3]   Heinemann A, Lockemann U, Matschke J, Tsokos M, Püschel K. Dekubitus im Umfeld der Sterbephase: epidemiologische, medizinrechtliche und ethische Aspekte. Dtsch Med Wochenschr. 2000;125(3):45–51.
[4]   Backhaus L, Hartwig S. Das heimliche Leben mit verstorbenen Angehörigen – Entdeckung eines weiteren Verstorbenen nach aufgefallener fehlerhafter Leichenschau. Rechtsmedizin. 2018;28(1):41–45.
[5]   Graß H, Walentich G, Rothschild MA, Ritz-Timme S. Gewalt gegen alte Menschen in Pflegesituationen. Rechtsmedizin. 2007;17(6):367–371.
[6]   Rabold S, Görgen T. Misshandlung und Vernachlässigung älterer Menschen durch ambulante Pflegekräfte – Ergebnisse einer Befragung von Mitarbeiterinnen und Mitarbeitern ambulanter Dienste. Z Gerontol Geriat. 2007;40(5):366–374.
[7]   Mohsenian C, Verhoff MA, Rißе M, Heinemann A, Püschel K. Todesfälle im Zusammenhang mit mechanischer Fixierung in Pflegesituationen. Z Gerontol Geriat. 2003;36(4):266–273.
[8]   Berzlanovich AM, Schöpfer J, Keil W. Strangulation im Sitzgurt. Rechtsmedizin. 2007;17(6):363–366.
[9]   Moßhammer D, Haumann H, Mörike K, Joos S. Polypharmazie – Tendenz steigend. Folgen schwer kalkulierbar. Dtsch Arztebl. 2016;113(38):627–633.
[10] Holt S, Schmiedl S, Thürmann PA. Potenzially Inappropriate Medications in the Elderly. The PRISCUS List. Dtsch Arztebl. 2010;107(31–32):543–551.
[11] Park H, Satoh H, Miki A, Urushihara H, Sawada Y. Medications associated with falls in older people: systematic review of publications from a recent 5-year period. Eur J Clin Pharmacol. 2015;71(12):1429–1440.
[12] Klopotowski S. Einflussfaktoren auf Sturzgeschehen im Alter – Eine retrospektive Obduktionsstudie aus dem Institut für Rechtsmedizin der Charité. (Dissertation): Charité – Universitätsmedizin Berlin; 2018.
[13] Krüger J, Groth O, Fels H, et al. Medikamentennachweise bei bayerischen Altenheimbewohnern – eine rechtsmedizinische Analyse. Rechtsmedizin. 2019;29(2):117–124.
[14] Germerott T, Vogel R, Todt M, Breitmeier D. Todesfälle im Altenheim. Qualität der Leichenschau bei multimorbiden Pflegebedürftigen. Rechtsmedizin. 2014;24(5):387–392.
[15] Gräwert SM, Dreßler J, König C, Ondruschka B. Pflegebedürftige im rechtsmedizinischen Untersuchungsgut. Rechtsmedizin. 2019;29(2):80–93.

Claudia Mahler

1.3 Menschenrechtliche Sicht

Was bietet der Menschenrechtsrahmen aktuell zum Schutz älterer Menschen? Ältere sind nach wie vor eine Personengruppe, die im Menschenrechtsschutzsystem wenig wahrgenommen wird [1]. Daher verwundert es auch nicht, dass die unsichtbare Gruppe ihre Rechte nicht ausreichend kennt und die Gesellschaft sie noch nicht als Rechtsträger ansieht. Dennoch würde sich durch einen Paradigmenwechsel, Ältere als Rechtsträger anzusehen, einiges verändern. Insbesondere würde die Aufmerksamkeit deutlich erhöht werden, wenn nicht mehr nur von hinnehmbarem, schlechten Benehmen oder herabwürdigenden Verhaltensweisen, sondern von Rechtsverletzungen die Rede wäre.

Es hat sich herausgestellt, dass die wachsende Gruppe der Älteren (wie auch immer wir sie in Zukunft definieren werden, um der Heterogenität der Gruppe und den Unterschieden in den Gesellschaften gerecht zu werden) im Menschenrechtsschutzsystem immer noch weitestgehend unsichtbar sind. Dies liegt einerseits daran, dass die Vertragsstaaten in ihren Berichten zur Überprüfung der Umsetzung der Rechte an die einzelnen Ausschüsse kaum Bezug auf Ältere nehmen und andererseits daran, dass die Interessenvertretungen Älterer aus der Zivilgesellschaft die Menschenrechtsschutzsysteme für ihre Arbeit noch nicht hinreichend entdeckt haben. Aus diesen Gründen ist es nicht verwunderlich, dass die Ausschüsse kaum Empfehlungen zur besseren Umsetzung der Rechte älterer Menschen aussprechen. Andererseits liegt es aber auch an dem Umstand, dass es keinen menschenrechtlichen Vertrag gibt, der seinen Fokus auf die besonderen Bedarfe von älteren Menschen legt und die menschenrechtlichen Diskussionen dadurch, ähnlich wie auch die nationalen Diskussionen, wenig auf die Bedarfe von Älteren eingehen.

Mit dem Thema Gewalt gegen Ältere setzt sich kaum jemand auseinander [2,3], da diese meist im Verborgenen geschieht. Dennoch kommen alle Arten von Gewalt auch gegen ältere Menschen vor. Gewalt gegen Ältere ist ein tabuisiertes Thema. Es werden nicht alle Aspekte der Gewalt, wie sie in der WHO definiert werden, in gleichem Ausmaß zur Kenntnis genommen.

Die WHO definiert Gewalt gegen ältere Menschen folgendermaßen: Gewalt gegen ältere Menschen ist „eine einmalige oder wiederholte Handlung oder das Unterlassen einer angemessenen Reaktion im Rahmen einer Vertrauensbeziehung, wodurch einer älteren Person Schaden oder Leid zugefügt wird." Als Formen der Gewalt kennt man:
-    körperliche Misshandlung
-    psychische Misshandlung
-    sexuelle Misshandlung
-    verbale Aggression
-    pflegerische Vernachlässigung
-    emotionale/psychosoziale Vernachlässigung

– finanzielle Ausbeutung
– vermeidbare Einschränkung der Freiheit, Handlungs- und Entscheidungsautonomie.

Wie zuvor schon erwähnt, werden nicht alle Arten der Gewalt als solche wahrgenommen. Daher müssen wir uns als Gesellschaft sowohl national als auch international damit auseinandersetzen, diese nicht selten vorkommenden Missstände intensiv zu bekämpfen. Hierbei sind alle Akteure aufgefordert, Gewalt, Misshandlungen und Vernachlässigungen nicht nur zu unterlassen oder zu verhindern, sondern auch den gesetzlichen und politischen Rahmen zu untersuchen und positive Bedingungen zu schaffen. An der Definition der WHO sollte aus meiner Sicht der Passus „einer Vertrauensbeziehung" überdacht werden, denn es können Gewalt, Misshandlung und Vernachlässigung durchaus ohne Vertrauensbeziehung vorkommen und auch diese sollte von einer allgemein und global gültigen Definition umfasst sein.

1.3.1 Menschenrechte sind ein verbindlicher Rahmen!

Der menschenrechtliche Rahmen ist in der Zeit nach dem Zweiten Weltkrieg als Konsequenz der vorherigen Gräueltaten entstanden, um einen verbindlichen rechtlichen Rahmen für ein menschenwürdiges Leben für Individuen und Gruppen zu garantieren, die als schutzbedürftig oder nicht hinreichend stark angesehen werden. Obwohl dies auch im deutschen Grundgesetz verankert ist, geraten dessen Grundsätze leicht in Vergessenheit. Menschen in besonders verletzlichen Lebenslagen wurden über die Jahre hinweg besser in Gesellschaften inkludiert, aber man beobachtet immer wieder das Aufflammen großer Unterschiede in den Gesellschaften, was letztlich zu einem Ausspielen verletzlicher Gruppen gegeneinander führen und den Zusammenhalt in der Gesellschaft nachhaltig stören kann.

Der Menschenrechtsschutz muss sich stetig an gesellschaftliche Entwicklungen anpassen. Aus der Allgemeinen Erklärung der Menschenrechte sind neben den beiden verbindlichen Pakten – dem UN-Pakt über bürgerliche und politische Rechte (Zivilpakt, ICCPR) [4] und dem UN-Pakt über wirtschaftliche, soziale und kulturelle Rechte (Sozialpakt, CESCR) [5] – weitere menschenrechtliche Konventionen entstanden. Diese jüngeren Menschenrechtskonventionen nehmen einzelne Gruppen besonders in den Blick. In jenen Verträgen werden menschenrechtliche Vorgaben auf die Bedarfe bestimmter Gruppen angepasst, so dass die Umsetzung in nationale Maßnahmen für die einzelne Vertragspartei beispielsweise in Deutschland erleichtert und ermöglicht wird. Beispiele für derartige menschenrechtliche Verträge sind die UN-Kinderrechtskonvention (UN KRK) [6], die UN-Frauenrechtskonvention (CEDAW) [7] und als jüngstes Beispiel die UN-Behindertenrechtskonvention (UN BRK) [8]. Eine eigene Konvention zum Schutz der Menschenrechte älterer Personen gibt es im System der Vereinten Nationen bis dato noch nicht. Da die Erkenntnis gereift ist, dass ältere Menschen im Menschenrechtsdiskurs fast unsichtbar sind, gab es einige Initiativen zur Stärkung des Schutzes der Menschenrechte Älterer. Einige Entwicklungen sollen nachfolgend beschrieben werden.

1.3.2 Stärkung der Rechte Älterer bei den Vereinten Nationen

Im Jahr 2010 wurde bei den Vereinten Nationen eine offene Arbeitsgruppe zur Stärkung der Menschenrechte Älterer (OEWG-A) eingerichtet [9–11]. Die Arbeitsgruppe ist dahingehend „offen", dass sie kein vorgegebenes Abschlussdatum hat. Ihr Mandat wurde mit A/Res/65/182 eingerichtet. Die Arbeitsgruppe soll prüfen, wie der bestehende Menschenrechtsschutz auf Ältere wirkt, ob er ausreichend ist und wo Lücken bestehen. In einer nachfolgenden Resolution A/RES/67/139 wurde das Mandat dahingehend erweitert, dass sich die Arbeitsgruppe auch mit Lösungsvorschlägen zur Verbesserung des Schutzes der Rechte Älterer befassen möge. In Folge kann auch die Schaffung einer eigenen Konvention zum Schutz der Menschenrechte Älterer hieraus resultieren. Zivilgesellschaftliche Organisationen und die Nationalen Menschenrechtsinstitutionen weltweit setzen sich für diese Variante der Stärkung der Menschenrechte Älterer ein, da ein bindender völkerrechtlicher Vertrag das wirksamste Mittel zur Verbesserung des Schutzes darstellt. Die Staaten als eigentliche Akteure der Arbeitsgruppe sind sich über das WIE noch nicht einig, aber haben beschlossen, dass WAS, also die Inhalte, konstruktiv zu diskutieren. Hierzu werden für jede Sitzung der OEWG-A zwei relevante Themen ausgewählt und zur Bearbeitung vorgegeben. Gewalt gegen Ältere war im Jahr 2016 neben Altersdiskriminierung das erste Fokusthema. Daraus wird deutlich, dass Gewalt gegen Ältere ein weltweites Phänomen ist, welches ganz offensichtlich nicht ausreichend untersucht wird und als Problemfeld zu bearbeiten ist. Es zeigte sich, dass Gewalt gegen Ältere in Teilen der Welt gar als normal angesehen wird oder es ist ein gesellschaftliches Tabuthema das öffentlich nicht wahrgenommen wird.

1.3.3 Unabhängige Expertin

2014 wurde das Mandat für die unabhängige Expertin zu den Rechten Älterer (the Independent Expert on the enjoyment of all human rights by older persons) eingeführt. Die Chilenin Rosa Kornfeld-Matte wurde zur ersten unabhängigen Expertin ernannt [12]. Sie ist in ihren Berichten explizit auf Gewalt gegen Ältere eingegangen und hat ihre Erkenntnisse und Positionen in die Sitzungen der OEWG-A eingebracht. Sie analysierte, dass es bisher keinen umfassenden Schutz durch die bestehenden Verträge gibt, da die bestehenden Konventionen nicht explizit auf Gewalt in allen Ausprägungen eingehen. So werden darin zwar einzelne Aspekte abgedeckt, aber sie erfassen nicht das gesamte Spektrum.

1.3.4 Regionale Entwicklungen

Neuere Entwicklungen im menschenrechtlichen Rahmen sind parallel zu den Diskussionen auf UN-Ebene in den regionalen Systemen entstanden. Die Organisation Amerikanischer Staaten (Organization of American States, OAS) hat 2015 eine bindende Interamerikanische Konvention zu den Rechten Älterer verabschiedet. Bisher haben sieben Staaten den Menschenrechtsvertrag gezeichnet und ratifiziert. Er ist 2017 nach der zweiten Ratifikation in Kraft getreten. Die Konvention setzt sich in den Artikeln 9 und 10 mit Gewalt gegen Ältere auseinander. Artikel 9 heißt „Das Recht zu Sicherheit und einem Leben frei von Gewalt jeder Art" und geht explizit auf Gewalt gegen Ältere ein. Art. 10 ist die allgemeinere Norm und umreißt das Folterverbot speziell bezogen auf Ältere [13].

Aus den Artikeln ergibt sich, dass die Rechte Älterer diskriminierungsfrei gewährt werden müssen und durch die Konvention alle Arten von Gewalt, wie sie auch von der WHO definiert werden, umfasst sind. Mit der inhaltlichen Ausgestaltung sind Empfehlungen verbunden worden, welche Maßnahmen die Staaten zum Schutz älterer Menschen unternehmen müssen:

- Neben legislativen und administrativen Maßnahmen müssen die Staaten auch die Bevölkerung über die Rechte informieren und klare politische Maßnahmen zur Prävention setzen.
- Ergänzt wird dies durch Beschwerdemechanismen, die eingeführt werden müssen, ebenso wie Schulungs- und Aufklärungsmaßnahmen, was unter Gewalt gegen Ältere verstanden wird, wie damit umzugehen ist und welche Maßnahmen zur Verbesserung der Situation der Opfer unternommen werden müssen.

In der OEWG-A zu den Rechten Älterer wurde von einigen Staatenvertretenden berichtet, dass ihre Regierungen bereits damit befasst sind, die nationale Rechtsordnung an die Vorgaben der Interamerikanischen Konvention zum Schutz der Rechte Älterer anzupassen und ihre Politiken zu Älteren daran auszurichten.

Die zweite Weiterentwicklung wurde im afrikanischen System vorgenommen. Das Protokoll zur Charta der Menschenrechte für ältere Personen in Afrika (Protocol to the African Charter on Human and Peoples´ Rights on the Rights of Older Persons in Africa) ist noch nicht in Kraft. Hier wurde ein etwas anderer Fokus als in der Interamerikanischen Konvention gesetzt [14]. Artikel 8 schützt vor Misshandlung und schädlichen traditionellen Praktiken bis hin zu Hexenvorwürfen. Artikel 9 regelt den Schutz speziell für ältere Frauen und bezieht sexuelle Gewalt explizit mit ein. Der zweite Absatz umfasst Handlungsanweisungen, wie der Vertragsstaat den Schutz gewährleisten kann.

Die Europäische Entwicklung ist eine nicht-bindende Empfehlung des Ministerkomitees des Europarats zur Stärkung der Menschenrechte Älterer aus dem Jahr 2014 [15]. Die Empfehlung enthält Artikel zu Menschenrechten, die speziell auf Ältere und ihre Bedarfe zugeschnitten sind. In Abschnitt IV ist der Schutz vor Gewalt und

Misshandlung gegen Ältere geregelt. Die Absätze 16 bis 20 enthalten detaillierte Ausführungen, wie der Schutz verbessert werden kann. Hier wird auch für die Staaten des Europarates festgehalten, dass sie den Schutz vor Gewalt, Misshandlung und Vernachlässigung sicherstellen sollen, unabhängig davon, wo die Gewalt in all ihren Ausprägungen vorkommt. Hierfür sind auch Maßnahmen zur Sensibilisierung und Information zu unternehmen. Es wird der Komplex der finanziellen Ausbeutung als Gewalt gegen Ältere genannt. Hinzu kommt die Pflicht zur Information von medizinischem und pflegendem Personal, um sicherzustellen, dass das Vorkommen von Gewaltanwendung erkannt und angezeigt wird. Zur Aufklärung der Gewaltformen gegen Ältere werden gründliche Nachforschungen empfohlen, sobald ein Verdacht besteht. Die Mitgliedstaaten müssen eine effektive rechtliche Abhilfe schaffen und gegebenenfalls eine angemessene Entschädigung für das erfahrene Leid gewährleisten.

1.3.5 Die internationale Ebene hat Auswirkungen auf die nationale Ebene

Wie schon zuvor erwähnt, gelten die von Deutschland ratifizierten Menschenrechte auch für ältere Personen. Es ist zu untersuchen, welche Artikel zum Schutz vor Gewalt, Misshandlung und Vernachlässigung für Ältere relevant sind und zur Anwendung kommen können. Rechtlich verbindliche Regelungen finden sich hierzu in allen menschenrechtlichen Verträgen.

Die Umsetzung ratifizierter Verträge wird durch Expertenausschüsse geprüft. Jeder Vertrag hat sein eigenes Expertengremium zur Überprüfung der Umsetzung der menschenrechtlichen Verpflichtungen. Hierfür wurde ein wiederkehrendes „Staatenprüfverfahren" eingerichtet. Der jeweilige Vertragsstaat reicht einen Staatenbericht ein, in dem er die konkrete Umsetzung der menschenrechtlichen Verpflichtungen darlegt. Der zuständige Ausschuss prüft den Staatenbericht anhand von Fragen und in einem Dialog. Die Experten können hierbei auf zusätzliche Informationen aus der Zivilgesellschaft, die ihnen in sogenannten Parallel- oder Alternativberichten übermittelt werden, zurückgreifen. Das Verfahren endet mit Empfehlungen der Fachausschüsse zur Verbesserung der Umsetzung der Menschenrechte an den jeweiligen Vertragsstaat.

1.3.6 Konkrete Empfehlungen der Vertragsausschüsse

Die UN-Vertragsausschüsse als Überwachungsgremien einzelner UN-Menschenrechtsverträge haben im Rahmen des jeweiligen Staatenberichtsverfahrens konkrete menschenrechtliche Empfehlungen an Deutschland gerichtet. Beispielsweise hat der Ausschuss für wirtschaftliche, soziale und kulturelle Rechte (UN-Sozialpaktausschuss 2011) in seinen Abschließenden Bemerkungen tiefe Besorgnis darüber geäußert, dass

Deutschland keine hinreichenden Maßnahmen zur Verbesserung der Situation in Pflegeheimen ergriffen hat. Berichten zufolge leben viele ältere Menschen in Pflegeheimen in menschenunwürdigen Verhältnissen [16–18]. Darüber hinaus erhalten sie aufgrund eines Mangels an Fachkräften und der unzulänglichen Anwendung von Pflegevorschriften nach wie vor keine angemessene Pflege. Der Ausschuss forderte Deutschland nachdrücklich auf, unverzüglich Schritte zur Verbesserung der Lage älterer Menschen in Pflegeheimen zu unternehmen und die notwendigen Mittel zur Ausbildung von Pflegepersonal gemäß den kürzlich angenommenen Ausbildungsvorschriften bereitzustellen. Außerdem mahnte der Ausschuss häufigere und gründlichere Kontrollen von Pflegeheimen an. In seiner jüngsten Abschließenden Bemerkung (UN-Sozialpaktausschuss [2018] Abs. 48, 49) empfahlen die Experten, dafür Sorge zu tragen, dass ausreichend gut ausgebildetes Pflegepersonal eingestellt werde, damit ältere Menschen unter menschenwürdigen Bedingungen gepflegt werden könnten. In dieser Empfehlung wies der Ausschuss darauf hin, dass auch die Arbeitsbedingungen der Pflegenden den Menschenrechten entsprechen müssen. Diese Empfehlungen machte der Ausschuss (UN-Sozialpaktausschuss [2018] Abs. 66) zu einer Priorität und verlangte, dass Deutschland innerhalb von 24 Monaten (Oktober 2020) über seine Fortschritte berichten solle.

Der Menschenrechtsausschuss als Vertragsorgan des Internationalen Paktes über bürgerliche und politische Rechte hat Deutschland 2012 aufgefordert, wirkungsvolle Maßnahmen zur vollständigen Umsetzung der gesetzlichen Bestimmungen zur Verwendung von körperlichen Zwangsmaßnahmen umzusetzen. Ebenso wiederholte er die Empfehlung, Pflegepersonal besser auszubilden und ein flächendeckendes Monitoring in Pflegeheimen einzuführen. Bereits 2004 (UN-Menschenrechtsausschuss 2004) hatte er angemahnt, die Situation von Älteren in Pflegeheimen zu verbessern, damit es nicht zu herabwürdigenden Handlungen komme und Gefährdungsrisiken unterbunden werden können.

1.3.6.1 Recht auf Freiheit der Mobilität

Der Schutz vor willkürlichem Freiheitsentzug ist in Art. 9 des UN-Zivilpakts und in Art 5 der Europäischen Menschenrechtskonvention geregelt. Die UN-BRK hat in Art. 14 eine weiter ausdifferenzierte Regelung aufgenommen:

> ... dass Menschen mit Behinderungen gleichberechtigt mit anderen die Freiheit nicht rechtswidrig oder willkürlich entzogen wird, dass jede Freiheitsentziehung im Einklang mit dem Gesetz erfolgt und dass das Vorliegen einer Behinderung in keinem Fall eine Freiheitsentziehung rechtfertigt [8].

Mit der Ratifikation der UN-BRK hat sich Deutschland ebenso verpflichtet, öffentliche Einrichtungen und Dienste für alle Menschen zugänglich zu machen (Art. 9). Die zielführenden Maßnahmen, um die Rechte von Menschen mit Behinderungen zu schützen und gewährleisten zu können, sind in Art. 9 aufgezeigt.

Ein besonderes Problem in der Pflege ist der Schutz vor willkürlichem Freiheitsentzug [19,20]. Dies betrifft sowohl die Situation in Einrichtungen als auch zu Hause.
Freiheitsentziehende oder freiheitsbeschränkende Maßnahmen werden jedoch regelmäßig angewandt. Vermehrt gibt es Berichte von medikamentöser Ruhigstellung für
die Nächte – speziell dementiell erkrankter Älterer. Der Einsatz von Medikamenten
sowie das Abschließen von Stationen oder Abteilungen in Pflegeeinrichtungen oder
Zimmern in der privaten Wohnung führen zu einer Einschränkung der Bewegungsfreiheit bis hin zur Freiheitsentziehung. Auch eine Fixierung stellt eine Freiheits-
beraubung (§ 239 StGB) dar und ist verboten. Pflegende und Ärzte sind ohne Einwilligung der Betroffenen oder richterliche Genehmigung durch ein Betreuungsgericht
(§ 1906 Abs. 4 BGB) nicht befugt, entsprechend zu handeln oder Handlungen an-
zuweisen.

1.3.6.2 Staatlicher Schutz vor Gewalt

Der Schutz von Leib und Leben (Art. 6 des Zivilpaktes) und vor Folter und Misshandlung (Art. 7 des Zivilpaktes) ist für jeden Menschen unabhängig von seinem Alter
zu garantieren. Das Recht auf physische und psychische Integrität und der Schutz
vor unmenschlicher und erniedrigender Behandlung ist in Art. 7 des UN-Zivilpaktes
[4], in Art. 1 der UN-Anti-Folterkonvention [21] verankert und findet sich noch aus-
differenzierter in Art. 15 (Freiheit von Folter oder grausamer, unmenschlicher oder
erniedrigender Behandlung), Art. 16 (Freiheit von Ausbeutung, Gewalt und Missbrauch) und Art. 17 (Schutz der Unversehrtheit) der UN-BRK [8] sowie auf regionaler
Ebene in Art. 3 der Europäischen Menschenrechtskonvention (EMRK) [22]. Unter den
Misshandlungsbegriff fallen dabei nicht nur beabsichtigte Gewaltakte, sondern auch
die Gewalt durch Vernachlässigung, unzureichende Versorgung mit Nahrung und
Flüssigkeit sowie unzureichende hygienische und medizinische Versorgung. Gewalt
liegt vor, wenn im Pflegealltag Medikamente ohne Einwilligung der Betroffenen ver-
abreicht werden.

Auch in Deutschland können Ältere unter unzureichender Versorgung mit Nahrung und Flüssigkeit (bei 6,8 % waren die Hilfen zur Flüssigkeitsaufnahme bei 8,9 %
der Hilfen zur Nahrungsaufnahme nicht ausreichend) und physischen Misshandlungen – sowohl in Pflegeheimen als auch in der häuslichen Pflege – leiden [23].

Gewalt, Misshandlung und Vernachlässigung Älterer werden sehr wenig thematisiert. Dies liegt möglicherweise auch daran, dass Ältere statistisch betrachtet keine
Gruppe bilden, die einem höheren Gewaltrisiko ausgesetzt ist als andere Altersgruppen. Ursache hierfür ist jedoch, dass sie Orte, an denen sichtbare körperliche Gewalt
vorkommt, eher meiden und sie „andere", spezifische Gewalt erfahren.

Es wird festgestellt, dass die Häufigkeit in Bezug auf Vermögensdelikte gleich
hoch ist wie im Rest der Bevölkerung.

1.3.6.3 Das Recht auf Zugang zur Justiz und unabhängiger Beschwerde

Das Recht auf Zugang zum Recht bzw. das Recht auf wirksame Beschwerde findet sich u. a. in Art. 2 des Zivilpaktes. Die geringere Intensität sozialer Kontakte, ein Mangel an Information über ihre Rechte auf Beschwerde oder die Anzeige eines Missstands oder die fehlende Möglichkeit zu einer Beschwerde führen dazu, dass ältere Menschen ihre Rechte oft nicht wahrnehmen oder wahrnehmen können. Dies trifft ebenso auf Angehörige zu, die oftmals keine Beschwerden einreichen, da sie Repressalien für ihre im Heim lebenden Verwandten befürchten. Da es in Deutschland keine flächendeckend verfügbaren, unabhängigen Beschwerdestellen gibt, mangelt es vielerorts auch schlichtweg an geeigneten Möglichkeiten, eine Beschwerde einzureichen. Oftmals unterlassen selbst professionell Pflegende eine Beschwerde über Missstände, weil kein ausreichender Schutz für „Whistleblower" gegeben ist und sie sich durch eine Beschwerde selbst der Gefahr ausgesetzt sehen, ihren Arbeitsplatz und/oder ihr Ansehen zu verlieren.

Ergänzend ist hier anzumerken, dass es kaum Gewaltschutzeinrichtungen gibt, die eine für Ältere geeignete Ausstattung aufweisen, geschweige denn, den Bedürfnissen von Pflegebedürftigen gerecht würden [24].

1.3.6.4 Fachgespräche zur Vorbereitung der Arbeitsgruppe

Einen weiteren Schritt zur Verbindung der internationalen und nationalen Diskussionen bieten die Fachgespräche zur Vorbereitung der Arbeitsgruppensitzung bei der UN in New York. Die „Offene Arbeitsgruppe" (OEWG-A) trifft sich nur einmal im Jahr und hat lediglich vier Tage Zeit für alle organisatorischen, strategischen und inhaltlichen Diskussionen. Um die deutschen Beiträge für das federführende Ministerium (Bundesministerium für Familie, Senioren, Frauen und Jugend – BMFSFJ), die Vertretenden der Zivilgesellschaft – hier insbesondere die Bundesarbeitsgemeinschaft der Senioren-Organisationen (BAGSO) und die nationale Menschenrechtsinstitution (Deutsches Institut für Menschenrechte – DIMR) vorzubereiten, werden zu den jeweiligen Themen Fachgespräche durchgeführt. 2017 fand das Fachgespräch zu Gewalt, Misshandlung und Vernachlässigung statt. Die Ergebnisse des Austausches sind in die einzelnen Beiträge der Delegationen eingeflossen und wurden in einer Dokumentation festgehalten [25,26].

1.3.7 Fazit

Alle Gewaltformen kommen in Deutschland vor. Hierzu zählen neben den zuvor geschilderten Arten auch die unfreiwillige Unterbringung einer pflegebedürftigen Person in einer stationären Pflegeeinrichtung, die Pflege in der Familie gegen den Willen des zu Pflegenden beispielsweise aus finanziellen Gründen oder auch das Durchführen der Körperhygiene durch nicht-gleichgeschlechtliches Personal, obwohl dies zugesagt oder angezeigt wäre. An dieser Stelle wird auch deutlich, dass die Überlegungen zur Definition von Gewalt gegen Ältere noch nicht abgeschlossen sind und weiterer Konkretisierung bedürfen.

Das Risiko als Älterer Opfer von Gewalt zu werden, steigt mit zunehmender Abhängigkeit und Verletzlichkeit im höheren und sehr hohen Alter und dem Grad der Pflegebedürftigkeit. Geringere soziale Kontakte und Vereinsamung wirken sich negativ aus. Von Konflikten zu Hause bis zur Gewalt gegen Ältere in diversen Lebenssituationen und insbesondere von der Gewalt gegen Pflegebedürftige gibt es zu wenig Kenntnis. Speziell in der familialen Pflegesituation gibt es kaum fundierte Erkenntnisse. Berichte der wenigen vorhandenen Beschwerdestellen bestätigen, dass Konflikte bis hin zu Gewalt vorkommen, aber für pflegebedürftige Menschen nur sehr eingeschränkte oder gar keine Möglichkeiten zur Anrufung von Hilfe bestehen.

Die Personengruppe der Älteren ist jedoch zweifelsfrei Träger von Rechten. Die in bestehenden Konventionen zum Schutz erlassenen Artikel erfassen auch die Rechte Älterer, sie werden jedoch kaum als Gruppe wahrgenommen, so dass sie in den bisherigen Überprüfungsverfahren unterrepräsentiert sind und wenig sichtbar werden. Die in den letzten Jahren intensiver geführten Diskussionen zur Stärkung der Rechte Älterer im internationalen Menschenrechtsschutz haben einige neuere Entwicklungen befördert, die den Schutz der Älteren verbessern können. Dass dies noch nicht ausreichend ist, zeigen die Befunde aus den Staatenberichtsverfahren. Die konkreten Empfehlungen der Ausschüsse sind noch nicht umfassend, wie ein besserer Schutz vor Gewalt gegen Ältere erzielt werden kann. Bisher sind sie auf den professionellen Pflegesektor speziell in Heimen beschränkt.

Literatur

[1] Mahler C. Menschenrechte: Keine Frage des Alters? Neubrandenburg: Druck & Service GmbH; 2013.
[2] Görgen T, Greve W. Gewalt gegen alte Menschen – Stand der Forschung. In: Walter M, Hrsg. Alter – ein Risiko? Ältere Menschen als Opfer von häuslicher und institutioneller Gewalt. Münster: LIT Verlag; 2005:53–72.
[3] Zenz G. Gewaltschutz im Alter – Ethik und Recht vor neuen Herausforderungen. In: FS Brudermüller G. Familie – Recht – Ethik. München: Verlag C. H. Beck; 2014:953–962.
[4] DIMR – Deutsches Institut für Menschenrechte. Internationaler Pakt über bürgerliche und politische Rechte vom 19. Dezember 1966. https://www.institut-fuer-menschenrechte.de/fileadmin/user_upload/PDF-Dateien/Pakte_Konventionen/ICCPR/iccpr_de.pdf [letzter Zugriff: 10.01.2020]
[5] DIMR – Deutsches Institut für Menschenrechte. Internationaler Pakt über wirtschaftliche, soziale und kulturelle Rechte vom 19. Dezember 1966. https://www.institut-fuer-menschenrechte.de/fileadmin/user_upload/PDF-Dateien/Pakte_Konventionen/ICESCR/icescr_de.pdf [letzter Zugriff: 10.01.2020]
[6] BMFSFJ – Bundesministerium für Familie, Senioren, Frauen und Jugend, Hrsg. Übereinkommen über die Rechte des Kindes. Berlin: BMFSFJ; 2014. https://www.institut-fuer-menschenrechte.de/fileadmin/user_upload/PDF-Dateien/Pakte_Konventionen/CRC/crc_de.pdf [letzter Zugriff: 10.01.2020]

[7]   https://www.institut-fuer-menschenrechte.de/fileadmin/user_upload/PDF-Dateien/Pakte_
      Konventionen/CEDAW/cedaw_de.pdf [letzter Zugriff: 08.01.2020]
[8]   DIMR – Deutsches Institut für Menschenrechte. Behindertenrechtskonvention. https://www.
      institut-fuer-menschenrechte.de/menschenrechtsinstrumente/vereinte-nationen/menschen-
      rechtsabkommen/behindertenrechtskonvention-crpd/ [letzter Zugriff: 08.01.2020]
[9]   https://social.un.org/ageing-working-group/ [letzter Zugriff: 10.01.2020]
[10] DIMR – Deutsches Institut für Menschenrechte. Rechte Älterer. https://www.institut-fuer-men-
      schenrechte.de/themen/rechte-aelterer/ [letzter Zugriff: 10.01.2020]
[11] Mahler C. Wie steht es um die Menschenrechte Älterer. Z Gerontol Geriat. 2017;50(4):28128–5.
[12] https://www.ohchr.org/EN/Issues/OlderPersons/IE/Pages/IEOlderPersons.aspx [letzter
      Zugriff: 10.01.2020]
[13] http://www.oas.org/en/sla/dil/inter_american_treaties_A-70_human_rights_older_persons.
      asp [letzter Zugriff: 13.01.2020]
[14] https://au.int/sites/default/files/pages/32900-file-protocol_on_the_rights_of_older_per-
      sons_e.pdf [letzter Zugriff: 13.01.2020]
[15] https://search.coe.int/cm/Pages/result_details.aspx?ObjectId=09000016805c649f [letzter
      Zugriff: 16.01.2020]
[16] Eggert S, Schnapp P, Sulmann D. ZQP-Analyse Gewalt in der stationären Langzeitpflege. Berlin:
      Zentrum für Qualität in der Pflege (ZQP); 2017.
[17] Blättner B, Grewe HA. Gewalt in der Versorgung von Pflegebedürftigen. In: Jacobs K, Kuhlmey
      A, Greß S, Klauber J, Schwinger A, Hrsg. Pflege-Report 2017. Die Versorgung der Pflegebedürf-
      tigen, Stuttgart: Schattauer; 2017:195–203.
[18] Jungnitz L, Neise M, Brucker U, Kimmel A, Zank S. Projekt Gewaltfreie Pflege. Prävention von
      Gewalt gegen Ältere in der pflegerischen Langzeitversorgung. Abschlussbericht. Essen: Medizi-
      nischer Dienst des Spitzenverbandes Bund der Krankenkassen e. V. & Bundesministerium für
      Gesundheit (BMG); 2017.
[19] Klie T. Eingeschlossen und fixiert in der eigenen Häuslichkeit – Fachliche und rechtliche
      Dilemmata eines tabuisierten Pflegethemas. In: Diekmann A, Oeschger G, Hrsg. Menschen
      und Rechte – Behindertenrechtskonvention und Betreuung. Berichte vom 12. Vormundschafts-
      gerichtstag vom 4.–6.11.2010 in Brühl und BEOPS-Abschlussbericht über das Projekt „Betreu-
      ungsoptimierung durch soziale Leistungen (BEOPS)" – eine Untersuchung in Schwerin 2008
      und 2009. Bochum: Eigenverlag Betreuungsgerichtstag e. V.; 2011:123–129.
[20] Möhler R, Meyer G. Attitudes of nurses towards the use of physical restrains in geriatric care.
      Int J Nurs Stud. 2013;52(2):274–288.
[21] DIMR – Deutsches Institut für Menschenrechte. Übereinkommen gegen Folter und andere
      grausame, unmenschliche oder erniedrigende Behandlung oder Strafe vom 10. Dezember
      1984. https://www.institut-fuer-menschenrechte.de/fileadmin/user_upload/PDF-Dateien/
      Pakte_Konventionen/CAT/cat_de.pdf [letzter Zugriff: 15.01.2020]
[22] DIMR – Deutsches Institut für Menschenrechte. Europäische Menschenrechtskonvention und
      Gerichtshof für Menschenrechte. https://www.institut-fuer-menschenrechte.de/ menschen-
      rechtsinstrumente/europarat/europ-menschenrechts-konvention-und-gerichtshof-fuer-men-
      schenrechte/ [letzter Zugriff: 16.01.2020]
[23] MDS – Medizinischer Dienst des Spitzenverbandes Bund der Krankenkassen, Hrsg. Qualität in
      der ambulanten und stationären Pflege. Essen: MDS; 2018.
[24] DIMR – Deutsches Institut für Menschenrechte. Dokumentation der Fachgespräche. Berlin:
      DIMR; 2017. https://www.institut-fuer-menschenrechte.de/publikationen/show/altersdiskri-
      minierung-und-das-recht-aelterer-auf-freiheit-von-gewalt-misshandlung-und-vernachlaessigu/
      [letzter Zugriff: 16.01.2020]
[25] https://social.un.org/ageing-working-group/eighthsession.shtml [letzter Zugriff: 16.01.2020]

[26] DIMR – Deutsches Institut für Menschenrechte. Altersdiskriminierung und das Recht Älterer auf Freiheit von Gewalt, Misshandlung und Vernachlässigung. https://www.institut-fuer-menschenrechte.de/publikationen/show/altersdiskriminierung-und-das-recht-aelterer-auf-freiheit-von-gewalt-misshandlung-und-vernachlaessigu/ [letzter Zugriff: 16.01.2020]

2 Phänomene von Gewalt gegen ältere Menschen

Gerald Vorderwülbecke

2.1 Straftaten gegen ältere Menschen

„Sir, – Hardly a week goes by without some reference in the national press or medical journals to baby-battering, and I think it is about time that all of us realized that elderly people too are at times deliberately battered." [1] Mit diesen Worten beginnt 1975 ein Leserbrief, der sich auf die erste wissenschaftliche Beschreibung der Gewalt gegen alte Menschen bezieht (dort noch etwas flapsig als „granny battering" bezeichnet). Da Gewalt gegen alte Menschen, anders als beispielsweise die gegen Frauen oder Kinder, erst seit wenigen Jahrzehnten als untersuchenswertes Problem verstanden wird, ist auch die Forschung zur Epidemiologie derselben noch vergleichsweise übersichtlich.

2.1.1 Begriffsklärungen zu Tötungsdelikten

In Deutschland nahm sich erstmals der Aachener Rechtsmediziner Achim Schäfer der Thematik an [2]. In seiner 1989 erschienenen Arbeit prägte er den Begriff des Gerontozids bzw. der Greisentötung. Anders als man allein anhand des Wortes vermuten würde, ist damit allerdings nicht jede Tötung eines alten Menschen gemeint: Ein Gerontozid liegt nach Schäfer erst dann vor, wenn die Tat unter Ausnutzung der altersbedingten Eigenschaften des Opfers und zum Zwecke der Bereicherung geschah. Derartige Eigenschaften können körperliche oder geistige Schwäche, aber auch soziale Isolation und daher geringeres Entdeckungsrisiko sein. Während sich „Greisentötung" nie durchsetzen konnte, ist der Begriff des Gerontozids in der Forschung zum Thema inzwischen etabliert. Ob darunter allerdings die Definition nach Schäfer (1989) [2] oder tatsächlich jede Tötung eines alten Menschen verstanden wird, ist nicht einheitlich.

Ein weiterer Begriff, der durch seine ambivalente Nutzung oft zu Verwirrung führt, ist der des erweiterten Suizids. Diese Formulierung existiert seit über hundert Jahren, wird aber immer wieder unterschiedlich definiert. Im Allgemeinen versteht man darunter die Tötung eines anderen Menschen mit darauffolgendem Suizid. Da der Begriff „erweiterter Suizid" je nach Verfasser unterschiedliche Szenarien ein- oder ausschließt, sollte er vermieden werden [3]. Im vorliegenden Text wird unter „Homizid-Suizid" jede Tötung mit konsekutivem Suizid verstanden, unabhängig von der Motivation des Täters oder dem zeitlichen Ablauf.

https://doi.org/10.1515/9783110650341-002

Für die Gesamtheit von Homizid-Suiziden und gemeinsamen Suiziden wurde 1979 von Berman die Bezeichnung „dyadischer Tod" vorgeschlagen [4]. Der dyadische Tod kann seinem Namen („zwei betreffend") zum Trotz auch das Versterben von noch mehr Beteiligten beinhalten. Inzwischen wurde ein drittes Szenario des dyadischen Todes, nämlich der Suizid mit konsekutivem Suizid (kurz „Suizid-Suizid") identifiziert. Während beim gemeinsamen Suizid zwei Menschen gemeinsam entscheiden, das jeweils eigene Leben zu beenden, ist beim Suizid-Suizid die Selbsttötung des zweiten Beteiligten eine Reaktion auf die des ersten, ohne dass es zu einer Absprache gekommen wäre. Dyadische Tode können dabei höchst unterschiedliche Dynamiken haben: Eifersucht als Hauptmotiv spielt im jungen bis mittleren Erwachsenenalter häufiger eine Rolle; im höheren Alter führt eher die Abhängigkeit des einen und die Überforderung des anderen Partners zum dyadischen Tod. Eine Kategorisierung der verschiedenen Typen wurde versucht, ist aber derzeit noch umstritten [5,6].

2.1.2 Wie objektiviert man die Gefährdung alter Menschen?

Die Viktimisierung alter Menschen lässt sich in begrenztem Umfang aus der Polizeilichen Kriminalstatistik (PKS) ablesen: Die sogenannte Bevölkerungsgefährdungszahl (BGZ) bezüglich einer bestimmten Straftat ist der Quotient aus der Anzahl aller Opfer dieser Straftat innerhalb einer Bevölkerungsgruppe, multipliziert mit 100.000, und der Einwohnerzahl dieser Gruppe. Die BGZ für alle Opferdelikte und Altersgruppen lag 2018 in Berlin bei 2182, für Menschen ab 60 Jahren dagegen bei 513 [7]. Die Relation dieser Werte ist dabei seit Jahren konstant. Einzig vom Handtaschenraub sind Menschen ab 60 Jahren prozentual häufiger betroffen: Während die BGZ für dieses Delikt berlinweit 2017 bei 7 lag, war sie für die genannte Altersgruppe mit 11 deutlich höher [8]. Positiv anzumerken ist dabei, dass die absoluten Zahlen des Handtaschenraubs seit 2009 stetig rückläufig sind.

Bei der Analyse der PKS ist dabei allerdings zu berücksichtigen, dass die Einteilungen auf juristischen Bewertungen beruhen. So gehören dort zu den Straftaten gegen das Leben nicht nur Mord und Totschlag, sondern auch Abbruch der Schwangerschaft sowie fahrlässige Tötung. Unter letztere fallen auch ärztliche Kunstfehler mit Todesfolge und Arbeitsunfälle aufgrund von Nichteinhalten geltender Sicherheitsbestimmungen. Diese Beispiele zeigen, dass die BGZ für Straftaten gegen das Leben für unterschiedliche Altersklassen verschieden gewichtet sein kann: Qua Alter sind Schwangerschaftsabbrüche und Arbeitsunfälle im höheren Lebensalter nicht mehr von Relevanz, wohl aber ärztliche Kunstfehler. Eine Einordnung in den Gesamtkontext ist also möglich, doch darf den Zahlen der PKS auch nicht zu viel Gewicht eingeräumt werden. Selbst die Unterkategorie Mord und Totschlag, deren Einschlusskriterien zunächst offensichtlich erscheinen, beinhaltet beispielsweise mit dem „Versuch der Beteiligung" ein Delikt, bei dem eine Tötung gar nicht statt-gefunden hat.

Belastbare Zahlen zur Viktimisierung alter Menschen zu finden, gestaltet sich also schwierig. Die PKS bildet nur die zur Anzeige gebrachten Fälle ab. Zwar ist die An-zeigebereitschaft alter Menschen tendenziell höher, sodass weniger Fälle unentdeckt bleiben sollten. Jedoch wurde diese Aussage nur für selbstversorgende Menschen im Alter bis zu 75 Jahren validiert und lässt sich nicht ohne Weiteres auf pflegebedürftige Menschen übertragen. Bei diesen besteht ein kaum zu überblickendes Dunkelfeld. Das Ausmaß von Gewalt innerhalb von Pflegeverhältnissen oder sexueller Gewalt, sofern sie nicht zum Tode führt, ist beispielsweise durch Opferbefragungen schwer abzuschätzen [9].

Die tödliche Gewalt gegen alte Menschen lässt sich in einem gewissen Ausmaß retrospektiv durch die Analyse von Obduktionsberichten bewerten. Zu bedenken ist dabei, dass einer Obduktion zunächst ein umfangreicher Selektionsprozess durch den leichenschauenden Arzt, die Polizei und letzten Endes den Staatsanwalt vor-geschaltet ist. Bei fehlendem Verdachtsmoment kann auch tödliche Gewalt unauf-gedeckt bleiben. Sofern die Sektion denn durchgeführt wird, gilt sie jedoch als Gold-standard zur Todesursachenfindung.

Im deutschen Sprachraum existieren derzeit acht Übersichtsarbeiten, die an-hand von Obduktionsberichten die Prävalenz von tödlicher Gewalt gegen alte Men-schen untersuchen [2,5,10–15]. Die Altersgrenze wurde dabei in der initialen Arbeit bei 60 Jahren festgelegt; spätere Publikationen folgten in der Regel diesem Beispiel. Der insgesamt abgedeckte Zeitraum erstreckt sich von 1970 bis 2016; die untersuchten Städte sind, in der Reihenfolge ihres Erscheinens, Aachen, Essen, Hamburg, Bonn, Hannover und Berlin (aus Bonn und Berlin stammen je zwei Arbeiten). Die zuletzt erschienene stammt vom Verfasser dieses Kapitels und bildet mit der Analyse von allen Obduktionsberichten des Instituts für Rechtsmedizin der Charité – Universitäts-medizin Berlin der Jahre 2005 bis 2016 (n = 11.509) dafür die Grundlage [5].

2.1.3 Ergebnisse der Berliner Studie zum gewaltsamen Tod im Alter

Insgesamt zeigte sich im Alter ein Rückgang der Viktimisierung. Während in der Al-tersklasse unter 60 Jahren nicht ganz 3,5 % der Obduzierten getötet worden waren, galt dies nur für knapp 0,7 % der Obduzierten ab 60 Jahren. Der Anteil von Frauen an den Opfern stieg dabei. Freilich haben die blanken Zahlenwerte, ähnlich wie die BGZ, nur eine begrenzte Aussagekraft und sind daher vor allem zur Detektion von Veränderungen geeignet. Dennoch fällt auf, dass im Alter vor allem natürliche Todes-ursachen im Vordergrund stehen (Abb. 2.1).

In den meisten Arbeiten zur Altentötung wurden bei etwa der Hälfte der Tötungs-fälle die Gerontozidmerkmale als erfüllt angesehen (zwischen 47,8 und 61,9 %). An zweiter Stelle stand in der Regel die Tötung nach Streit; auch mindestens ein se-

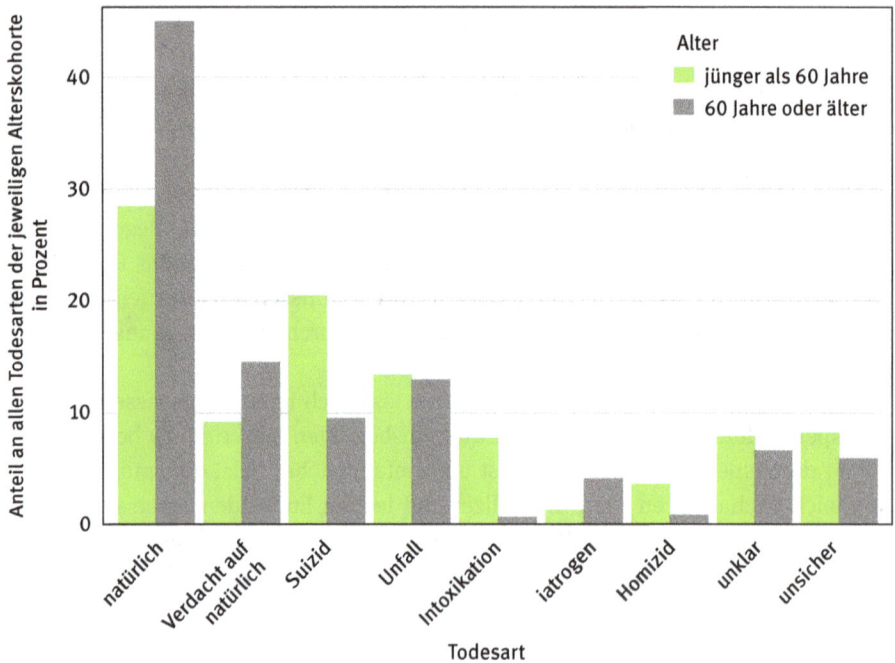

Abb. 2.1: Vergleich der Todesarten nach Alter.

xueller Homizid konnte pro Arbeit nachgewiesen werden. In der vorliegenden Studie dagegen lag der Anteil der Tötungen in Bereicherungsabsicht mit 25,6 % deutlich darunter; die Bedeutung des klassischen Gerontozids scheint also rückläufig. Im Folgenden sollen die häufigsten Szenarien, in denen alte Menschen gewaltsam zu Tode gekommen sind, anhand von realen Fallbeispielen näher erläutert werden.

2.1.3.1 Tötung nach Streit
In der Mehrzahl der Fälle ging dem Homizid ein Streit voraus. Täter und Opfer waren einander in etwa drei Vierteln der Fälle bekannt. Die Taten fanden in verschiedenen Settings statt:

Zuhause
Eine 79-Jährige wurde zuhause von ihrer Großnichte mit mindestens 13 Hammerschlägen getötet. Die Ursache war ein schon länger schwelender Streit; die Teenagerin beschuldigte das Opfer, das Verhältnis zwischen ihr und ihrer Mutter zerrüttet zu haben. Die eigentliche Tat geschah dann aber nicht im Affekt, sondern wurde von der Täterin gezielt geplant und ausgeführt. Nach dem Ableben des Opfers informierte sie umgehend die Behörden. Sie wurde zu drei Jahren Jugendhaft verurteilt.

Im öffentlichen Raum

Ein 72-Jähriger wurde in einer Unterführung von einem vorbeifahrenden Fahrrad-
fahrer touchiert und stellte diesen daraufhin zur Rede. Im folgenden Streitgespräch
kam es zu Handgreiflichkeiten, im Zuge derer der nunmehr Verstorbene nach einem
Schlag die Treppe hinunterstürzte. Er starb schließlich an einem Schädel-Hirn-Trauma. Der Täter wurde zu fünf Jahren und neun Monaten Haft verurteilt.

Im Pflegesetting

Eine 60-Jährige, die an zerebellärer Ataxie litt und daher rund um die Uhr pflegebedürftig war, fiel ohne fremdes Zutun aus dem Bett und verletzte sich dabei am Kopf.
Zu diesem Zeitpunkt war eine Pflegehelferin anwesend, die die Wunde nicht ver-
sorgen konnte, weil die Patientin unkoordiniert um sich schlug. Die Pflegehelferin
wusste sich nicht anders zu helfen, als sich auf Kopf und Hals der Patientin zu knien,
woran diese dann erstickte. In drei anderen Fällen innerhalb eines Pflegesettings kam
es zu tödlichen Auseinandersetzungen nicht zwischen pflegender und zu pflegender
Person, sondern zwei Patienten. Zwei Frauen und ein Mann waren in ihrem Wohn-
heim für Menschen mit Demenz jeweils mit einer Mitbewohnerin bzw. mit einem Mitbewohner des gleichen Geschlechts in Streit geraten und überlebten die Handgreiflichkeiten nicht.

Zusammengefasst betraf die Tötung nach Streit im untersuchten Kollektiv hauptsächlich vergleichsweise gesunde, in der sozialen Teilhabe nicht eingeschränkte
Menschen; die Ausnahme bildeten Menschen in einer Pflegesituation. Männer, die
im Streit getötet wurden, hatten sich in der Regel kurz zuvor selbst aggressiv gezeigt.

2.1.3.2 Tötung aus Bereicherungsabsicht

Der Gerontozid im ursprünglichen Wortsinne, also aus Gier und unter Ausnutzung
des Alters des Opfers, ließ sich in der Berliner Studie prozentual zwar seltener als in
vergleichbaren Studien nachweisen, war aber noch immer von Bedeutung. Die Täter,
über die Informationen vorlagen, waren allesamt männlich und jünger als 40 Jahre.
Auch hier gab es verschiedene Szenarien:

Gerontozid in der Häuslichkeit

In diesen Fällen verschafften sich der oder die Täter unter einem Vorwand Zugang zur
Wohnung des Opfers. Ein polizeibekannter 37-Jähriger konnte seine Spielsucht nicht
länger finanzieren und entschied sich, eine 82-jährige Bekannte zu kontaktieren. Zu
dieser hatte er bereits langfristig ein Vertrauensverhältnis aufgebaut und erledigte
auch hin und wieder Botengänge für sie. Als sie ihm einen Kredit verweigerte, erwürgte er sie und entkam mit 700 €. Der Fall konnte zunächst nicht aufgeklärt werden, bis
der Täter zwei Jahre später erneut in Geldnot war und eine ähnliche Tat beging. In

einem Café hörte er ein Gespräch der Reinigungskraft seines späteren Opfers mit und erfuhr so von größeren Geldmengen in dessen Wohnung. Kurzentschlossen suchte er die 85-Jährige in ihrer Wohnung auf, stellte sich dort als Handwerker vor und erwürgte auch sie. Die Tat lief derart spurenarm ab, dass eine Obduktion vermutlich nicht angestrengt worden wäre, hätten die Ermittler nicht das Fehlen von 2100 € bemerkt. Der geständige Täter wurde zu lebenslanger Haft verurteilt.

Gerontozid in der Öffentlichkeit

Soziale Isolation gilt gemeinhin als Risikofaktor für den Gerontozid, da das Opfer in seiner – meist im Parterre gelegenen – Wohnung leicht zu erreichen ist und ohne großes Interventionsrisiko überfallen werden kann. Im Gegenzug bietet der öffentliche Raum potenziellen Tätern spontane Anreize und nimmt dem Opfer Rückzugmöglichkeiten.

Klassisches Beispiel dafür ist der Handtaschenraub. Im untersuchten Kollektiv starben drei Frauen im Alter zwischen 83 und 91 Jahren, nachdem ihnen die Handtasche entrissen worden war. Sie alle starben an den Sturzfolgen; die Täter hatten den Tod ihrer Opfer nicht als primäres Ziel gehabt, sondern billigend in Kauf genommen. Ein 70-Jähriger erlitt im Rahmen eines Raubüberfalls ein Schädel-Hirn-Trauma, überlebte dies zunächst und verstarb erst 14 Jahre später an den Folgen. Da sein Tod in kausalem Zusammenhang zum Überfall steht, ist auch dies ein Gerontozid. All diese Fälle begannen in der Öffentlichkeit; in einem Fall verfolgten die beiden Täter ihr Opfer bis in dessen Treppenhaus.

2.1.3.3 Sexueller Homizid

Im untersuchten Kollektiv fand sich kein Fall von sexuellem Homizid zum Nachteil von Frauen im Alter ab 60 Jahren. Zwei Männer wurden sicher in einem solchen Szenario getötet; ein dritter Fall, der zunächst wie ein Gewaltverbrechen schien, stellte sich schließlich als Suizid heraus. Ein 62-Jähriger wurde von seinem Freier in dessen Wohnung erwürgt, nachdem sie sich über den Zeitpunkt der Bezahlung für sexuelle Dienstleistungen gestritten hatten. Einem 81-Jährigen wurden dagegen bereits seine Avancen zum Verhängnis. Beim erstgenannten Fall könnte es sich um Notwehr gehandelt haben; eine juristische Bewertung war allein anhand des Obduktionsberichts und der polizeilichen Ermittlung nicht möglich. In beiden Fällen waren die Täter deutlich jünger als ihr Opfer und prostituierten sich, ohne selbst homosexuell zu sein.

2.1.3.4 Terroranschläge

Im Jahr 2016 kam mit den Opfern von zwei Terroranschlägen eine neue Viktimisierungsgruppe in Berlin auf. Im Januar starben bei einem Attentat in Istanbul elf deutsche Staatsangehörige, die dann im Institut für Rechtsmedizin der Charité – Universitätsmedizin Berlin obduziert wurden. Im Dezember ereignete sich zudem das Attentat vom Breitscheidplatz mit zwölf Toten. Von den 23 Verstorbenen waren zwölf mindestens 60 Jahre alt. Hier kann freilich von keiner gezielten Viktimisierung alter Menschen ausgegangen werden. Den Opfern waren eine ausreichende Gesundheit und soziale Inklusion gemeinsam, sodass sie sich im einen Fall einer Auslandsreisegruppe, im anderen einem Weihnachtsmarktbesuch angeschlossen hatten.

2.1.3.5 Dyadischer Tod

Im Verhältnis zur Altersklasse unter 60 Jahren nahm die Bedeutung des dyadischen Todes im Alter zu. Der Homizid-Suizid, der sich im Falle des Überlebens als einzige Facette des dyadischen Todes als Straftat qualifiziert, hatte nie Eifersucht zur Ursache, wenn die Beteiligten über 60 Jahre alt waren. Üblicher waren Fälle wie der eines 84-Jährigen, der seine 82-jährige Ehefrau mit einer Stoffwindel erstickte. Die Frau war aufgrund einer Parkinsonerkrankung zum Pflegefall geworden; beide Partner hatten sich vorher auf einen dyadischen Tod geeinigt und waren auch bekanntermaßen in einer Sterbehilfeorganisation aktiv gewesen. Der Mann nahm sich durch Ersticken unter einer Plastiktüte das Leben. Dem gegenüber steht der Fall eines 75-Jährigen, der aus Verzweiflung über seine eigene Erkrankung seine neun Jahre ältere, durchaus lebenswillige, Ehefrau mit einer Axt enthauptete und sich anschließend erhängte. Gemeinsam war diesen Fällen, dass zumindest einer der Beteiligten ein Leben unter den entsprechenden Umständen nicht mehr für erstrebenswert hielt, aber auch den Partner nicht allein zurücklassen wollte.

2.1.4 Fazit

Wie bereits sowohl die polizeiliche Kriminalstatistik als auch vorangegangene Studien vermuten ließen, ergab auch die aktuellste Studie keinen Hinweis auf eine erhöhte Gefährdung alter Menschen für Straftaten gegen das Leben. Selbst im stark vorselektierten Kollektiv waren deutlich weniger Menschen ab 60 Jahren als jüngere getötet worden; bedenkt man, dass in der Bevölkerung der Anteil von alten Menschen sogar noch niedriger liegt, lässt dies auf eine entsprechend geringere Viktimisierung schließen. Aus genannten Gründen lassen sich solche Aussagen jedoch nur mit begrenzter Sicherheit treffen.

Die Altentötung zum Zwecke der Bereicherung scheint im Vergleich zu vorigen Studien deutlich an Relevanz verloren zu haben. Betroffen waren vor allem alleinstehende, eher gebrechliche Menschen, insbesondere Frauen. Die Tötung nach Streit kam häufiger vor. Hier waren die Opfer im Durchschnitt jünger und vornehmlich männlich. Es wurden mehr Taten in der Häuslichkeit begangen, doch auch einige im öffentlichen Raum. Falls alte Menschen also tatsächlich, wie oft behauptet, aus Viktimisierungsfurcht das Haus nicht verlassen, lässt sich dies anhand der vorliegenden Daten weder sicher als Risiko- noch als Schutzfaktor bewerten.

Dyadische Tode scheinen im Alter anteilig häufiger zu werden. Nicht in allen Fällen ist dabei von einem einvernehmlichen Ableben beider Partner auszugehen. Sexueller Homizid und tödliche Gewalt in der Pflege schlugen sich vergleichsweise gering in den Daten nieder; hier ist allerdings von einem umfangreichen Selection Bias auszugehen, da Berlin über zwei getrennt operierende rechtsmedizinische Institute verfügt. Die Mordserie des sogenannten „Todesengels", einer Krankenschwester, die Intensivpatienten tötete, wurde zum Beispiel zum Großteil im Landesinstitut untersucht und tauchte daher nicht in den vorliegenden Daten auf.

Insgesamt ergaben sich Hinweise, dass aufgrund nicht ausreichender Verdachtsschöpfung nach wie vor zu wenig alte Menschen obduziert werden, sodass eine Dunkelziffer bei Tötungsdelikten weiterbesteht. Wichtiger allerdings als das Entdecken von Straftaten gegen das Leben ist natürlich das Verhindern: Soziale Inklusion alter Menschen und ein Umdenken, das Alter als einen Teil des Lebens und nicht als Schwäche zu werten, sind dabei essenziell. Vor dem Hintergrund der Rückläufigkeit des Gerontozids darf man vorsichtig hoffen, dass sich die Gewalt gegen alte Menschen bereits zurückentwickelt.

Literatur

[1]   Burston GR. Letter: Granny-battering. Br Med J. 1975;3(5983):592.
[2]   Schäfer A. Tötungsdelikte an älteren Menschen. Eine Untersuchung zur Greisentötung anhand des Aachener Obduktionsgutes aus dem Zehn-Jahres-Zeitraum 1976–1985. Arch Kriminol. 1989;183(3–4):65–78.
[3]   Foerster K. „Erweiterter Suizid": Ein problematischer Begriff? Nervenarzt. 2009;80(9):1078–1084.
[4]   Berman AL. Dyadic death: murder-suicide. Suicide Life Threat Behav. 1979;9(1):15–23.
[5]   Vorderwülbecke G. Gewaltsamer Tod im Alter: Tötung, Suizid und dyadischer Tod. Eine aktuelle empirische Analyse aus rechtsmedizinischer und soziologischer Sicht. (Dissertation): Charité – Universitätsmedizin Berlin; 2018.
[6]   Berman AL. Dyadic death: a typology. Suicide Life Threat Behav. 1996;26(4):342–350.
[7]   Der Polizeipräsident in Berlin, Hrsg. Polizeiliche Kriminalstatistik Berlin 2018 – Kurzüberblick. Berlin: Landeskriminalamt; 2019.
[8]   Der Polizeipräsident in Berlin, Hrsg. Polizeiliche Kriminalstatistik Berlin 2017. Berlin: Landeskriminalamt; 2018.
[9]   Görgen T, Nägele B. Sexuelle Viktimisierung im Alter. Z Gerontol Geriatr. 2006;39(5):382–389.
[10] Dankwarth G, Püschel K. Straftaten gegen das Leben – Alte Menschen als Opfer und Täter. Z Gerontol. 1991;24(5):266–270.
[11] Heinemann A, Püschel K. Tötungsdelikte an alten Menschen. Z Gerontol. 1994;27(5):306–312.
[12] Schmidt P, Dettmeyer R, Madea B. Viktimologische Aspekte der Tötungsdelikte an älteren Menschen im Versorgungsgebiet des Bonner Instituts für Rechtsmedizin. Arch Kriminol. 1999;204(1–2):33–41.
[13] Schmidt P, Müller R, Dettmeyer R, Madea B. Tötungsdelikte an älteren Menschen im Versorgungsgebiet des Bonner Instituts für Rechtsmedizin 1989–1998. Rechtsmedizin. 2000;10(5):176–181.

[14] Bode-Jänisch S, Havermann R, Germerott T, Fieguth A. Untersuchungsergebnisse und Obduktionsbefunde bei Gewaltdelikten gegen ältere Menschen. Arch Kriminol. 2010;226(5–6):176–186.
[15] Lang J. Tötungsdelikte an älteren Menschen über 60 Jahren in der Bundeshauptstadt Berlin (Jahreszeitraum 2000 bis 2010). (Dissertation): Charité – Universitätsmedizin Berlin; 2013.

Simon Eggert, Daniela Sulmann

2.2 Gewalt gegen (ältere) pflegebedürftige Menschen in Deutschland – eine quantitative Annäherung

2.2.1 Zur Häufigkeit von Gewaltvorkommnissen

Im Alter steigt die Wahrscheinlichkeit für gesundheitliche Probleme; gerade im hohen Alter kulminieren diese häufig in Pflegebedürftigkeit. In Deutschland wird die Anzahl sehr alter Menschen in den nächsten Jahrzehnten demografisch bedingt weiter deutlich wachsen. Damit gehen erhebliche gesellschaftliche Herausforderungen einher, eine gute, würdevolle Pflege für alle sicherzustellen [1]. Als ein Anspruch an die Versorgungsqualität muss dabei gelten, in einer Pflegesituation sicher aufgehoben zu sein.

In der Praxis ist dies jedoch nicht immer gesichert. Denn gesundheitliche Merkmale wie kognitive oder körperliche Einschränkungen – die insbesondere auch auf pflegebedürftige Menschen zutreffen – sind als Risikofaktoren identifiziert worden, Gewalt im Alter zu erleben [2]. So berichten internationale Studien unter anderem, dass im Mittel über ein Drittel aller älteren Menschen mit Demenz innerhalb eines Jahres Gewalt erfahren haben. Dabei beziehen diese Studien sexuellen Missbrauch und finanzielle Ausbeutung als Gewalthandlungen sowie die Gruppe älterer Menschen mit Demenz, die in einer Pflegeeinrichtung leben, nicht mit ein. [3].

International wird Gewalt in der Pflege überwiegend als ein Aspekt des Phänomens Gewalt gegen ältere Menschen subsummiert. Letzteres wird als relevantes Problem und weltweite Herausforderung der Public Health angesehen [4]. Ein Grund dafür ist, dass Gewalterfahrungen für ältere Menschen besonders belastend sind und mit einer erhöhten Wahrscheinlichkeit für zahlreiche negative Gesundheitsereignisse korrelieren [5,6].

Die WHO definiert: „Unter Gewalt gegen ältere Menschen versteht man eine einmalige oder wiederholte Handlung oder das Unterlassen einer angemessenen Handlung im Rahmen einer Vertrauensbeziehung, wodurch einer älteren Person Schaden oder Leid zugefügt wird." (eigene Übersetzung ins Deutsche) [7]. Diesem absichtlich weitgefassten Begriff von Gewalt gegen ältere – beziehungsweise hier pflegebedürftige – Menschen entsprechen die unterschiedlichen Erscheinungsformen. In der Forschung wird vor allem zwischen körperlichen Übergriffen einerseits und psychischen, emotionalen und verbalen Misshandlungen andererseits unterschieden. Auch freiheitsentziehende Maßnahmen (FEM), Vernachlässigung, finanzielle Ausbeutung und sexuelle Übergriffe werden dazugezählt. Gewalt in der Pflege muss nicht mit einer Schädigungsabsicht verbunden und sie muss nicht strafbar sein (vgl. dazu auch Kap. 2.3) [3,8,9].

International und auch für Deutschland liegen kaum wissenschaftliche Erkenntnisse über die Häufigkeit von Gewaltvorkommnissen gegen pflegebedürftige Menschen vor. Das gilt sowohl für die informelle als auch für die professionelle Pflege sowie für das Setting-Spektrum zwischen häuslicher und stationärer Pflege [8]. Dies liegt auch daran, dass die Erforschung dieses tabu- und schambesetzten Themenfeldes schwierig ist.

Sozialwissenschaftlich stehen insbesondere drei Befragungsansätze zur Auswahl, um Einschätzungen über die Häufigkeit von Gewaltvorfällen in Deutschland zu erlangen: Studienteilnehmende werden gefragt, (a) ob ihnen selbst Gewalt widerfahren ist, (b) ob sie Gewaltverhalten bei anderen wahrgenommen haben oder (c) ob sie selbst Gewalt angewendet haben. Alle drei Möglichkeiten sind – über grundsätzliche statistische Herausforderungen bei quantitativen Studien hinaus – mit erheblichen methodischen Limitationen verbunden. Das bedeutet unter anderem, dass die Antworten der Befragten die tatsächliche Auftrittswahrscheinlichkeit verzerrend wiedergeben – sehr wahrscheinlich unterschätzend [10]. Eingeschränkt praktikabel ist, ältere pflegebedürftige Menschen über deren persönliche Gewalterfahrungen zu befragen. Sie können oder wollen solche eventuell nicht berichten, weil sie diese nicht wahrnehmen, erkennen, erinnern oder artikulieren können oder weil sie sie nicht benennen wollen [2,11]. Möglich sind auch Befragungen von Personen, die Gewaltvorfälle beobachtet haben und darüber Auskunft geben können. Allerdings gibt es für viele Situationen eine hohe Wahrscheinlichkeit, dass keine „Zeugen" zugegen sind. Eine andere Möglichkeit ist, dass sie zwar zugegen sind, jedoch bestimmte Vorgänge nicht oder unterschiedlich wahrnehmen. Oder sie berichten aus verschiedenen Gründen später nicht wahrheitsgemäß darüber. Auch so werden entsprechende Ereignisse später in Befragungen nicht korrekt wiedergegeben [12]. Die Variante, nach eigenem Gewaltverhalten in dem Forschungskontext zu befragen, hat Vorteile: So kann auch Gewalt gegen ältere Menschen, die keine Auskünfte geben wollen oder können, beziehungsweise aus gesundheitlichen Gründen für systematische Studien kaum erreichbar sind, erfasst werden. Zugleich muss hierfür nicht auf die potenziell ungenauen oder lückenhaften Beobachtungen Dritter zurückgegriffen werden. Jedoch steht hierbei unter anderem zu befürchten, dass manche Studienteilnehmende bei „heiklen Fragen" wie diesen, aufgrund von so genanntem sozial erwünschtem Antwortverhalten nicht wahrheitsgemäß Auskunft geben [13,14]. Daraus resultiert, dass entsprechende Untersuchungen ebenfalls ein verzerrtes Bild der tatsächlichen Auftrittshäufigkeit von Gewaltverhalten gegen pflegebedürftige Menschen ergeben [10,15].

In dem Bewusstsein der dargestellten Unsicherheiten können trotzdem in begrenztem Umfang wissenschaftliche Anhaltspunkte zum Vorkommen von Gewalt gegen pflegebedürftige Menschen in Deutschland genannt werden. Im Folgenden wird der aktuelle Kenntnisstand dargestellt.

Merke: Zur Prävalenz von Gewalt gegen ältere pflegebedürftige Menschen in Deutschland können keine evidenten Aussagen getroffen werden.

2.2.2 Gewalt gegen pflegebedürftige Menschen in der häuslichen Pflege

Die pflegerische Versorgung älterer Menschen im häuslichen Setting ist in Deutschland die Regel. Ende 2017 wurden von rund 3,4 Millionen Menschen, die im Sinne des SGB XI pflegebedürftig sind, etwa 2,6 Millionen zu Hause gepflegt. Hiervon wurde der weitaus größte Anteil, nämlich 1,8 Millionen, durch pflegende Angehörige ohne Unterstützung – in Bezug auf SGB XI Leistungen – von einem ambulanten Dienst versorgt. Bei 0,8 Millionen von ihnen waren entsprechend pflegende Angehörige in Kombination mit einem ambulanten Dienst oder ausschließlich ein ambulanter Dienst im Einsatz [16]. Die häusliche Versorgung gilt hierzulande als vorrangige Versorgungsform gegenüber der stationären Pflege, da sie dem Wunsch beziehungsweise den Bedürfnissen der meisten Menschen entspricht. Noch wenig beachtet ist, dass die häusliche Versorgung neben vielen Vorteilen auch Risiken für die Patientensicherheit birgt [17]. Ein Risiko besteht darin, als pflegebedürftige Person Gewalt einschließlich Vernachlässig ausgesetzt zu sein.

Im häuslichen Setting kommen mehrere Personengruppen in Betracht, die möglicherweise gewaltsam gegen pflegebedürftige Personen handeln könnten. Dazu gehören zum Beispiel ehrenamtlich Helfende, therapeutisches Personal, Mitarbeiter ambulanter Pflegedienste sowie pflegende Angehörige. Immerhin für die beiden letztgenannten Gruppen liegen für Deutschland in Bezug auf Häufigkeitsabschätzungen von Gewalt Studienergebnisse vor – wenn auch wenige.

Gewaltverhalten von Mitarbeitern ambulanter Dienste

Kaum etwas ist bisher darüber bekannt, in welchem Umfang hierzulande Mitarbeiter von ambulanten Pflegediensten gewaltsam gegenüber ihren Klienten handeln. Anhaltspunkte liefert hierfür lediglich eine Befragung zum Thema Vernachlässigung und Misshandlung ambulant versorgter pflegebedürftiger Menschen durch professionell Pflegende. Dazu wurden im Jahr 2005 alle Mitarbeiter ambulanter Dienste in Hannover angeschrieben und gebeten, über ihr eigenes diesbezügliches Verhalten in den letzten zwölf Monaten Auskunft zu geben. Dabei gaben 40 % der Teilnehmenden mindestens eine Verhaltensweise zu, die im Rahmen der Studie als Misshandlung oder Vernachlässigung eingestuft wurde. Die Werte waren 21 % für psychische

Misshandlung, 19 % für pflegerische Vernachlässigung, 16 % für psychosoziale Vernachlässigung, 9 % für physische Misshandlung und 10 % beziehungsweise 4 % für mechanische beziehungsweise medikamentöse Freiheitseinschränkung; sexuelle Übergriffe wurden nicht berichtet [18].

Diese Ergebnisse sind zwar aufgrund der begrenzten Datenbasis keinesfalls geeignet, um verallgemeinerbare Aussagen über die Prävalenz von Gewalt durch Mitarbeiter ambulanter Dienste zu treffen. Aber sie zeigen, dass entsprechendes Verhalten von beruflich Pflegenden selbst nicht prinzipiell selten berichtet wird. Untermauert wird die Einschätzung, dass solches Gewaltverhalten vonseiten professioneller Praktiker im ambulanten Pflegekontext keinesfalls Ausnahmefälle darstellen, zum Beispiel durch eine Studie aus dem Vereinigten Königreich. 13 % aller von den älteren Menschen berichteten Fälle von „Elder Mistreatment" erfolgte in Haushalten durch „Care Workers" [5].

Gewaltverhalten von pflegenden Angehörigen
Etwas mehr Erkenntnisse für Deutschland liegen über die Quantität gewaltsamen Verhaltens pflegender Angehöriger gegen pflegebedürftige Menschen vor. So wurden im Rahmen der LEANDER-Studie im Jahr 2002 pflegende Angehörige von Menschen mit Demenz – also von Personen, die nach internationaler Forschung ein besonders hohes Risiko haben, gewaltsam gegen die demenziell erkrankte Person zu handeln – neben anderen Themen auch hierzu befragt. 48 % der Befragten gaben dabei an, im Bezugszeitraum abfällige Bemerkungen gegenüber der pflegebedürftigen Person gemacht zu haben. Von Drohungen oder Einschüchterungen berichteten 28 % der Befragten. 39 % der Teilnehmenden gaben zu, ihren Angehörigen „schon mal härter" angefasst zu haben, 25 % bekannten sich zur Anwendung mindestens einer FEM [19].

In einer anderen Untersuchung berichteten insgesamt 48 % der befragten pflegenden Angehörigen von eigenen problematischen Verhaltensweisen in den letzten zwölf Monaten, die die Forschenden als psychische Misshandlung einstuften. Zudem gaben von den Teilnehmenden 19 % physische Misshandlungen, 5 % FEM und 6 % die Vernachlässigung pflegerischer Maßnahmen an [20].

Das ZQP hat diese Erkenntnisse im Jahr 2018 mit einer deutschlandweiten Untersuchung zum Thema „Aggression und Gewalt in der informellen Pflege" ergänzt. Hierzu wurden über 1.000 Personen im Alter von 40 bis 85 Jahren befragt, die in ihrem privaten Umfeld seit mindestens sechs Monaten und mindestens einmal pro Woche einen Menschen pflegen, der (1) 60 Jahre oder älter ist, (2) pflegebedürftig im Sinne des SGB XI ist und (3) häuslich versorgt wird.

In diesem Rahmen wurden Angehörige unter anderem um Auskunft darüber gebeten, ob sie selbst der pflegebedürftigen Person gegenüber gewaltsam gehandelt hatten. 40 % der Probanden gaben an, in den letzten sechs Monaten mindestens einmal absichtlich ein Verhalten gezeigt zu haben, das hier als Gewalt eingestuft wird.

Fasst man die Auskünfte zu vier Gewaltgruppen zusammen, berichteten 32 % der Befragten, Handlungen „psychischer Gewalt" vorgenommen zu haben, 12 % von „körperlicher Gewalt", 11 % von Vernachlässigung und 6 % von FEM.

Abb. 2.2 zeigt, wie häufig die Befragten – nach eigener Aussage – die pflegebedürftige Person absichtlich so behandelt haben, dass man von psychischer oder physischer Gewalt sprechen kann.

Im Vergleich zu psychischer Gewalt wurden von den Befragten FEM recht selten berichtet. Es fällt auf, dass der Freiheitsentzug mit Medikamenten (3 %) häufiger angegeben wurde als der durch Einschließen (1 %). Ebenfalls deutlich seltener als psychische Gewalt wurde auch bewusste Vernachlässigung angegeben. Von 5 % der befragten Angehörigen wird in diesem Feld die bewusste Vernachlässigung der Mund- und Körperpflege bei der pflegebedürftigen Person berichtet [15].

In der Zusammenschau lässt sich Folgendes festhalten: Im Vergleich zu der Frage, wie häufig professionell Pflegende Gewalt gegen pflegebedürftige Menschen in Deutschland im ambulanten Setting anwenden, ist die Datengrundlage zur Häufigkeitseinschätzung von Gewaltverhalten informell bzw. familial Pflegender in der häuslichen Versorgung zwar etwas ergiebiger, dennoch bleibt die Datengrundlage wenig stabil und untereinander nur bedingt vergleichbar.

*Ist es in den **letzten 6 Monaten** vorgekommen, dass Sie die pflegebedürftige Person*

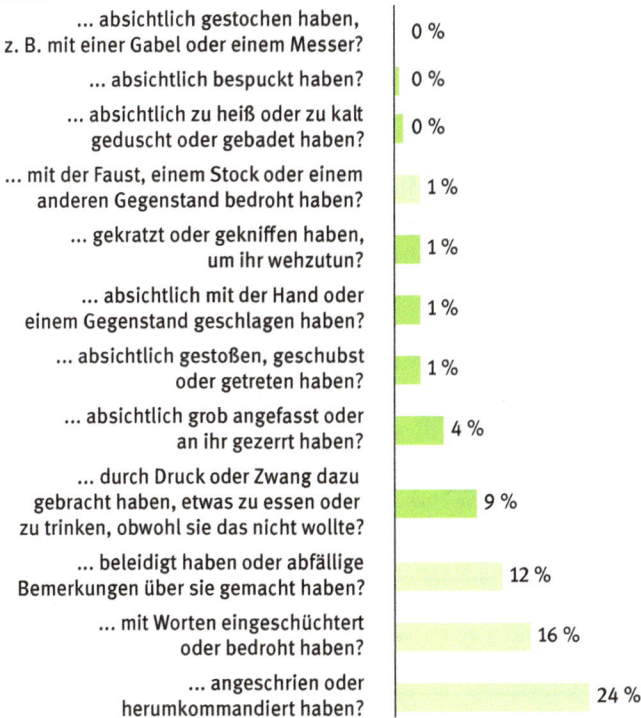

... absichtlich gestochen haben, z. B. mit einer Gabel oder einem Messer?	0 %
... absichtlich bespuckt haben?	0 %
... absichtlich zu heiß oder zu kalt geduscht oder gebadet haben?	0 %
... mit der Faust, einem Stock oder einem anderen Gegenstand bedroht haben?	1 %
... gekratzt oder gekniffen haben, um ihr wehzutun?	1 %
... absichtlich mit der Hand oder einem Gegenstand geschlagen haben?	1 %
... absichtlich gestoßen, geschubst oder getreten haben?	1 %
... absichtlich grob angefasst oder an ihr gezerrt haben?	4 %
... durch Druck oder Zwang dazu gebracht haben, etwas zu essen oder zu trinken, obwohl sie das nicht wollte?	9 %
... beleidigt haben oder abfällige Bemerkungen über sie gemacht haben?	12 %
... mit Worten eingeschüchtert oder bedroht haben?	16 %
... angeschrien oder herumkommandiert haben?	24 %

Abb. 2.2: ZQP-Analyse Aggression und Gewalt in der informellen Pflege. Dargestellt ist der Anteil der Befragten, die angeben, sich gegenüber der pflegebedürftigen Person innerhalb der letzten 6 Monate mindestens einmal in der genannten Weise verhalten zu haben, (n = 1006) [15].

Gemeinsam ist den drei Untersuchungen vor allem das Ergebnis, dass informell Pflegende psychische Gewaltformen deutlich häufiger angeben als physische. Zudem liegen die selbstberichteten Häufigkeiten von Misshandlungen bei Görgen [20] sowie bei Eggert et al. [15] grob zwischen 40 % und 50 %, wenn auch in unterschiedlichen Bezugszeiträumen. Dies wäre anschlussfähig an den Wissenstand der – jedoch ebenfalls wenig robusten – internationalen Forschung [21].

2.2.3 Gewalt gegen Pflegebedürftige in der stationären Langzeitpflege

Knapp ein Viertel (24 %) der pflegebedürftigen Menschen in Deutschland werden in stationären Einrichtungen der Langzeitpflege versorgt. Das heißt, etwa 818.000 Menschen lebten Ende 2017 in einem Pflegeheim [16]. Über die Hälfte von ihnen waren 85 Jahre und älter. In einer Untersuchung für Deutschland gaben 47 % der Leitungspersonen in Pflegeheimen an, dass „Konflikte, Aggression und Gewalt in der Pflege" generell eine ganz besondere Herausforderung für die stationäre Pflege bedeuten würden [10].

Folgende Gruppen kommen in Bezug auf mögliches gewaltsames Handeln gegen pflegebedürftige Menschen im stationären Kontext primär in Betracht:
- Pflegeheimbesucher, etwa aus der Familie, dem Freundeskreis, Ehrenamtliche
- extern in das Pflegeheim eingebundene Berufsgruppen bzw. Gesundheitsdienstleistende
- Mitbewohner des Pflegeheims
- Mitarbeiter der Einrichtung, die direkten Kontakt zu den Bewohnern haben.

Zu den beiden erstgenannten Gruppen liegen nach Wissen der Autoren keine veröffentlichten wissenschaftlichen Studien für Deutschland vor oder stünden Veröffentlichungen unmittelbar bevor, die den Häufigkeiten solchen Verhaltens nachgingen.

Ein erstes Projekt unter anderem zur Abschätzung der quantitativen Dimension von Gewalt zwischen Bewohnern von Pflegeeinrichtungen in Deutschland wird von der Deutschen Hochschule der Polizei in Kooperation mit dem Zentrum für Qualität in der Pflege (ZQP) durchgeführt und vom BMFSFJ gefördert. Die Ergebnisse sind 2020 zu erwarten. Warum diese ersten Einsichten dringend benötigt werden, lässt ein Blick auf die internationale Forschungslage zu diesem Aspekt erahnen [22,23]. Lachs et al. ermittelten 2016 beispielsweise eine Monatsprävalenz von 20,2 % unter 2001 Bewohnern in zehn Heimen in der Region New York. Dabei waren verbale Gewaltformen mit 9,1 % am üblichsten [24,25].

Merke: Familial und professionell Pflegende berichten am häufigsten, psychische oder verbale Gewalt angewendet oder die pflegebedürftige Person vernachlässigt zu haben. Aber auch körperliche Übergriffe werden nicht nur ausnahmsweise zugegeben.

Gewaltverhalten von professionell Pflegenden in der stationären Langzeitpflege
Hinsichtlich der Häufigkeit von Gewaltanwendungen von Mitarbeitern von Pflegeeinrichtungen liegen in nur sehr begrenztem Maße Informationen vor. Diese beziehen
sich auf Gewalt von professionell Pflegenden gegenüber Bewohnern. So gibt es beispielsweise Angaben für die quantitative Anwendung von FEM – also einer speziellen
Gewaltform. Diese kommen nach derzeitigem Erkenntnisstand immer noch relativ
häufig vor. Insbesondere werden sie zur Sturzprophylaxe oder zur Kontrolle von herausforderndem Verhalten eingesetzt. Allerdings ist der Nutzen von FEM nicht belegt und der Einsatz risikoreich für die Gesundheit [26]. In einem Qualitätsbericht
des Medizinischen Dienstes des Spitzenverbandes Bund der Krankenkassen (MDS)
wird ausgewiesen, dass am Untersuchungstag (im Jahr 2016) im Durchschnitt 9 % der
Bewohner FEM ausgesetzt waren [27]. Pharmakologisch ausgerichtete Studien legen
den Schluss nahe, dass dabei häufig Medikamente eingesetzt werden [28,29]. Laut
Nordhausen et al. gibt es Hinweise auf starke Prävalenzunterschiede zur Anwendung
von FEM zwischen verschiedenen Einrichtungen [26].

Grobe Anhaltspunkte zur Häufigkeit über verschiedene Gewaltformen hinweg,
liefern für den stationären Bereich zeitlich deutlich zurückliegende Studien.

In einer Pilotstudie in Hessen und Niedersachsen wurden 1999 erstmals professionell Pflegende in Deutschland, die in Pflegeheimen arbeiten, gebeten anzugeben,
ob und ggf. welche Verhaltensweisen sie in den zurückliegenden zwölf Monaten gegenüber Bewohnern gezeigt hatten, welche als missbräuchlich oder vernachlässigend
eingeschätzt wurden. Von den 80 Personen, die damals den Fragebogen beantwortet
hatten, gaben 79 % solche Handlungen aus 26 unterschiedlichen Antwortoptionen
wie „Anschreien" oder „absichtliches Ignorieren" von Bewohnern an. 66 % teilten
mit, dass sie Zeugen von entsprechendem Verhalten bei Kollegen geworden seien [12].

Eine nachfolgende Studie untersuchte das Phänomen mittels einer schriftlichen
Befragung von 361 Pflegenden in Hessen. Schriftlich berichteten ca. 72 % der Teilnehmenden, in den vergangenen zwölf Monaten mindestens einmal ein Verhalten gezeigt
zu haben, dass in der Studie als Misshandlung oder Vernachlässigung eingestuft wurde. Am häufigsten berichteten die Befragten von psychischer Misshandlung und pflegerischer Vernachlässigung (je 54 %); die Werte waren 30 % für psychosoziale Vernachlässigung, 24 % für physische Misshandlung und 28 % beziehungsweise 6 % für
mechanische beziehungsweise unangemessene medikamentöse Freiheitsbeschrän-
kung; sexueller Missbrauch wurde nicht berichtet. Nach Einschätzung der Befragten
finden die meisten Gewaltvorkommnisse gegen pflegebedürftige Menschen im Verborgenen statt. Demnach erfahren Kollegen in nur etwa einem Drittel bis maximal
der Hälfte der Gewaltvorfälle etwas davon – noch viel seltener die Heimleitung [20].

Eine bundesweite Befragung des Zentrums für Qualität in der Pflege in Pflegeheimen aus dem Jahr 2017 weist in diesem Zusammenhang nicht nur darauf hin,
dass Leitungspersonen und Qualitätsbeauftragte offensichtlich ein differierendes Bewusstsein für das Vorkommen solcher Gewaltformen in der stationären Pflege haben.
Die Analyse legt auch nahe, dass in vielen Einrichtungen die Maßnahmen zur Gewalt-

prävention verbessert werden können. In fast der Hälfte der in der Befragung abge-
bildeten Einrichtungen (46 %) gibt es kein Personal, das speziell für den Umgang mit
Konflikten, Aggression und Gewalt geschult ist. 35 % thematisieren Gewaltprävention
nicht in ihrem Organisationsleitbild. In einem Fünftel (20 %) ist das Thema nicht expliziter Bestandteil des Qualitätsmanagements, in über einem Viertel (28 %) wird es
nicht in einem Fehlerberichtssystem dargestellt (Abb. 2.3) [10].

Bilanzierend ist für die Konstellation Gewalt von professionell Pflegenden gegen pflegebedürftige Menschen in deutschen Pflegeheimen festzuhalten, dass die
bisherigen Forschungsergebnisse keine echten Prävalenzzahlen bieten. In einigen
Studien wird nachvollziehbar postuliert, dass das Risiko für diese Gruppe gegenüber
pflegebedürftigen Menschen im häuslichen Setting erhöht ist. Als Grund wird unter
anderem eine erhöhte Vulnerabilität der Pflegeheimbewohner als potenzielle Opfer
genannt [30]. Die raren Ergebnisse bestätigen in dem methodisch möglichen Maße
die internationale Forschungsperspektive, dass Bewohner von Pflegeeinrichtungen
potenziell von Gewalt und Misshandlung bedroht sind. Ob dieses Risiko tatsächlich ausgeprägter ist als im ambulanten Setting, kann anhand der vorliegenden Forschungsergebnisse nicht bewertet werden.

Die Prävalenzannäherung in der Befragung von Görgen [20] kann Hinweis darauf
sein, dass psychische und verbale Gewalt die dominierenden Gewaltformen gegenüber den pflegebedürftigen Menschen sind. In diese Richtung weisen zum Beispiel
auch US-amerikanische Studien, die auf Gelegenheitsstichproben zurückgreifen
und eher dem Ansatz folgen, professionell Pflegende als Zeugen in Bezug auf das
beobachtete Verhalten von Kollegen zu befragen. Entsprechend sind die Aussagen
limitiert [31]. Aber schon Pillemer & Moore deuteten 1989 in der ersten umfassenden
Untersuchung dieser Art ihre Ergebnisse ähnlich: verbale und psychische Gewalt sei-
en augenscheinlich „Basic features of nursing home life" [32].

Merke: Verschiedene Forschungsergebnisse weisen darauf hin, dass Gewalt gegen ältere pflegebedürftige Menschen keine Seltenheit darstellt und in unterschiedlichen Formen vorkommt.

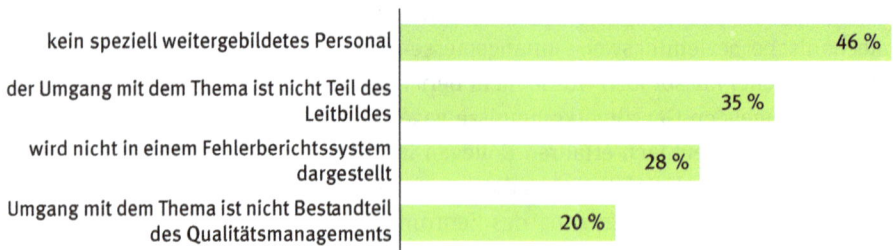

Abb. 2.3: ZQP-Analyse Gewalt in der stationären Langzeitpflege. Dargestellt ist der Anteil der
stationären Einrichtungen, in denen die Form des Umgangs mit aggressiven Situationen nicht
institutionalisiert ist; n = 250; Mehrfachantworten möglich [10].

2.2.4 Fazit

Das Kapitel zeigt, dass über die Häufigkeit von Gewaltvorkommnissen gegen ältere pflegebedürftige Menschen in Deutschland derzeit nur begrenzt belastbare Aussagen getroffen werden können; es besteht dazu erheblicher Forschungsbedarf. Die Literaturlage weist dennoch eine Reihe von Anhaltspunkten dafür auf, dass Gewalt gegen ältere pflegebedürftige Menschen – in verschiedenen Konstellationen und Formen – keine Ausnahmeerscheinung ist. Gewalt stellt ein Risiko für die psychische und physische Gesundheit der besonders schutzbedürftigen Menschen dar. Entsprechend ist dieses Thema für alle Gesundheitsprofessionen von erheblicher Relevanz. Sie müssen zur Prävention von Gewalt gegen pflegebedürftige Menschen durch geeignete Maßnahmen beitragen und mit Gewaltvorfällen angemessen umgehen. Dazu gehört nicht zuletzt, eigenes Handeln kritisch zu reflektieren sowie problematische Ereignisse oder Prozesse in den Organisationen – auch gegen eventuelle Widerstände – zur Sprache zu bringen.

Einrichtungen des Gesundheitswesens und insbesondere auch der Langzeitpflege bedürfen einer systematisch implementierten, gelebten Sicherheitskultur, die unter anderem für Mitarbeiter einen klaren, verlässlichen Rahmen zur Gewaltprävention und zum Umgang mit Gewaltvorfällen bietet.

Literatur

[1]   Jacobs K, Kuhlmey A, Greß S, Klauber J, Schwinger A, Hrsg. Pflege-Report 2017. Die Versorgung der Pflegebedürftigen. Heidelberg: Springer, 2019.
[2]   Lachs MS, Pillemer K. Elder abuse. N Engl J Med. 2015;373(20):1947–1956.
[3]   Pillemer K, Burnes D, Riffin C, Lachs MS. Elder abuse: Global situation, risk factors, and prevention strategies. Gerontologist. 2016;56(Suppl 2):194-205.
[4]   Yon Y, Mikton CR, Gassoumis ZD, Wilber KH. Elder abuse prevalence in community settings: a systematic review and meta-analysis. Lancet Glob Health. 2017;5(2):e147-e156.
[5]   Biggs S, Manthorpe J, Tinker A, Doyle M, Erens B. Mistreatment of older people in the United Kingdom: findings from the first National Prevalence Study. J Elder Abuse Negl. 2009;21(1):1–14.
[6]   Dong X, Wang B. 2015 Rosalie Wolf Memorial Award Lecture: Past, present, and future of elder abuse. J Elder Abuse Negl. 2016;28(4–5):345–365.
[7]   Sethi D, Wood S, Mitis M, et al. European report on preventing elder maltreatment. Kopenhagen: World Health Organization; 2011.
[8]   Görgen T. Wissen über das Phänomen Gewalt in der Pflege. In: Zentrum für Qualität in der Pflege (ZQP), Hrsg. ZQP-Report Gewaltprävention in der Pflege. Berlin: ZQP; 2017a: 8–12.
[9]   Lachs MS, Pillemer K. Elder abuse. The Lancet. 2004;364(9441):1263–1272.
[10] Eggert S, Schnapp P, Sulmann D. ZQP-Analyse Gewalt in der stationären Langzeitpflege. Berlin: Zentrum für Qualität in der Pflege (ZQP); 2017.
[11] Compton SA, Flanagan P, Gregg W. Elder abuse in people with dementia in Northern Ireland: Prevalence and predictors in cases referred to a psychiatry of old age service. Int J Geriatr Psychiatry. 1997;12(6):632–635.

[12] Görgen T. Stress, conflict, elder abuse and neglect in German nursing homes: A pilot study among professional caregivers. J Elder Abuse Negl. 2001;13(1):1–26.

[13] Krumpal I. Determinants of social desirability bias in sensitive surveys: A literature review. Quality & Quantity. 2013;47(4):2025–2047.

[14] Tourangeau R, Yan T. Sensitive questions in surveys. Psychological Bulletin. 2007;133(5):859–883.

[15] Eggert S, Schnapp P, Sulmann D. ZQP-Analyse Aggression und Gewalt in der informellen Pflege. Berlin: Zentrum für Qualität in der Pflege (ZQP); 2018.

[16] Statistisches Bundesamt. Pflegestatistik 2017 – Pflege im Rahmen der Pflegeversicherung. Deutschlandergebnisse. Wiesbaden: Statistisches Bundesamt; 2018

[17] Görres S, Warfelmann C, Meinecke P, Riemann M. Perspektivenwerkstatt Patientensicherheit in der ambulanten Pflege. Abschlussbericht für das Zentrum für Qualität in der Pflege (ZQP). Berlin: Zentrum für Qualität in der Pflege (ZQP); 2018.

[18] Rabold S, Görgen T. Misshandlung und Vernachlässigung älterer Menschen durch ambulante Pflegekräfte. Z Gerontol Geriatr. 2007;40(5):366–374.

[19] Thoma J, Zank S, Schacke C. Gewalt gegen demenziell Erkrankte in der Familie: Datenerhebung in einem schwer zugänglichen Forschungsgebiet. Z Gerontol Geriatr. 2004;37(5):349–350.

[20] Görgen T. „Blicke über den Zaun": Befunde zur Viktimisierung in stationären Einrichtungen. In: Görgen T, Hrsg. „Sicherer Hafen" oder „gefahrvolle Zone"? Kriminalitäts- und Gewalterfahrungen im Leben alter Menschen: Ergebnisse einer multimethodalen Studie zu Gefährdungen älterer und pflegebedürftiger Menschen Berlin: Bundesministerium für Familie, Senioren, Frauen und Jugend; 2009:487–489.

[21] Cooper C, Selwood A, Livingston G. The prevalence of elder abuse and neglect: a systematic review. Age Ageing. 2008;37(2):151–160.

[22] Ferrah N, Murphy B, Ibrahim JE, et al. Resident-to-resident physical aggression leading to injury in nursing homes: A systematic review. Age and Ageing. 2015;44(3):356–364.

[23] Rosen T, Lachs MS, Teresi J, et al. Staff-reported strategies for prevention and management of resident-to-resident elder mistreatment in long-term care facilities. J Elder Abuse Negl. 2016;28(1):1–13.

[24] Lachs MS, Teresi JA, Ramirez M, et al. The prevalence of resident-to-resident elder mistreatment in nursing homes. Ann Intern Med. 2016;165(4):229–236.

[25] Görgen T. Sichere Zuflucht Pflegeheim? Aggression und Gewalt unter Bewohnerinnen und Bewohnern stationärer Altenhilfeeinrichtungen. Münster: Schriftenreihe der Deutschen Hochschule der Polizei; 2017:39–42.

[26] Nordhausen T, Abraham J, Kupfer R, et al. Freiheitseinschränkung aus Sicht der Interessenvertretungen von Pflegeheimbewohnerinnen und -bewohnern – eine qualitative Studie. Pflege 2019;32(3):1–10.

[27] MDS – Medizinischer Dienst des Spitzenverbandes der Krankenkassen (MDS). Qualität in der ambulanten und stationären Pflege. 5. Pflege-Qualitätsbericht des MDS nach § 114a Abs. 6 SGB XI. Essen: Medizinischer Dienst des Spitzenverbandes Bund der Krankenkassen; 2017.

[28] Thürmann PA. Einsatz von Psychopharmaka bei Pflegebedürftigen. In: Jacobs K, Kuhlmey A, Greß S, Klauber J, Schwinger A, Hrsg. Pflege-Report 2017. Stuttgart: Schattauer; 2017:119–130.

[29] Landeshauptstadt München. Qualitätsbericht der Münchner Heimaufsicht 2011/2012. München: Landeshauptstadt München: Kreisverwaltungsreferat; 2013.

[30] Castle N, Ferguson-Rome JC, Teresi JA. Elder abuse in residential long-term care: An update to the 2003 National Research Council report. J Appl Gerontol. 2015;34(4):407–443.

[31] Castle N. Nurse Aides' Reports of Resident Abuse in Nursing Homes. J Appl Gerontol. 2012;31(3):401–422.

[32] Pillemer K, Moore DW. Abuse of patients in nursing homes: Findings from a survey of staff. The Gerontologist. 1989;29(3):314–320.

Adelheid Kuhlmey

2.3 Zwang in der Versorgung pflegebedürftiger alter Menschen

Der Deutsche Ethikrat legte im November 2018 eine vielbeachtete Stellungnahme zum Thema „Hilfe durch Zwang? Professionelle Sorgebeziehungen im Spannungsfeld von Wohl und Selbstbestimmung" der Öffentlichkeit vor und behandelte darin neben dem Praxisfeld der (Alten)Pflege auch Zwangsanwendungen im Bereich der Kinder- und Jugendhilfe, der Behindertenhilfe sowie der Psychiatrie [1]. Dieser Beitrag hält sich eng an die Ausführungen, Positionen und Empfehlungen des Deutschen Ethikrates, fokussiert aber ausschließlich auf Zwang im Kontext der Versorgung pflegebedürftiger alter Menschen.

2.3.1 Der Begriff „Wohltätiger Zwang" in der Stellungnahme des Ethikrates

Die pflegerische Versorgung alter, hilfeabhängiger Menschen ist schon ihrem Charakter nach widersprüchlich. Einerseits unterstützt sie alte Menschen bei den Aktivitäten des täglichen Lebens, die sie nicht mehr allein bewältigen: z. B. bei der Essensversorgung und der Körperhygiene im eigenen Haushalt oder durch eine Aufnahme in ein Pflegeheim. Andererseits gibt der betroffene Mensch damit Eigenständigkeit auf, delegiert einst selbständig ausgeübte Praktiken auf andere, unterwirft sich der Kontrolle und den Regeln der Hilfepersonen oder einer Institution. Fürsorge („Wohltat") dem Hilfeabhängigen gegenüber und Eingriffe in die Selbstbestimmung („Zwang") eines pflegebedürftigen Menschen liegen also dicht nebeneinander. Auf dieses Spannungsverhältnis macht auch der Deutsche Ethikrat in seiner Stellungnahme des Jahres 2018 aufmerksam [1, S. 9].

Zwang wird als die Überwindung des Willens einer Person gefasst. Der Begriff „Wohltätiger Zwang" hingegen ist die Ausübung eines Zwangs, der sich mit der Abwehr einer Selbstschädigung des Adressaten begründet und somit als Unterstützung gemeint ist [1, S. 8]. Merkmale des Wohlergehens einer Person sind die „Gewährleistung basaler Grundbedürfnisse, die Bewahrung und Förderung von Grundfähigkeiten [...] oder fundamentale (Menschen)Rechte sowie Abwehr von Schädigungen unterschiedlicher Art und Schwere" [1, S. 32].

2.3.2 Exkurs: Risikofaktoren für Zwang im Kontext der Pflege alter Menschen

Es gibt keine evidente Studienlage, die belegt, wann und wie oft im Kontext der Pflege alter Menschen wirklich „Zwang" entsteht oder „Wohltätiger Zwang" ausgeübt wird. Auch existiert keine hinreichende Dokumentation über die Anwendung von Zwangsmaßnahmen in der professionellen ambulanten sowie privat häuslichen oder der stationären Altenpflege. Zu den Risikofaktoren, im Rahmen der pflegerischen Versorgung in Situationen zu kommen, in denen (zum Wohle und Schutz) Zwang ausgeübt wird, gehören das hohe und sehr hohe Lebensalter sowie die damit einhergehende körperliche und seelische Vulnerabilität und demenzielle Erkrankungen (vgl. dazu auch Kap. 1, insbes. Tab. 1.2, Kap. 1.3.6).

Zudem können schlechte Arbeitsbedingungen der professionell Pflegenden zum Faktor werden, der eine Zwangsmaßnahme befördert. Die Arbeitssituation Pflegender ist gekennzeichnet durch eine hohe Belastung, Personalmangel und Unzufriedenheit mit der Anerkennung von Leistungen durch Bezahlung und Karrieremöglichkeiten [2]. Insbesondere die Altenpflege leidet an einer großen Arbeitsverdichtung und ausgeprägtem Personalmangel [3]. Internationale Studien weisen auf einen Zusammenhang von belastenden Arbeitsfaktoren in der Pflege und Regelverletzungen bei der Ausübung des Berufes hin [4]. Generell gehört zu den professionsspezifischen Charakteristika der (Alten)Pflege die Tatsache, dass das soziale Beziehungsverhältnis strukturell asymmetrisch ist. Auf der einen Seite steht der pflegeabhängige Mensch, der aufgrund seiner eingeschränkten Handlungs- oder Kommunikationsfähigkeit oftmals kaum in der Lage ist, Bedürfnisse zu artikulieren und Rechte durchzusetzen. Auf der anderen Seite definieren und steuern die Pflegenden den Prozess der Versorgung, die Kontaktzeiten oder die Struktur des Tages und sichern durch ihr Expertentum das „Machtgefälle" in der Interaktion zwischen Helfenden und Patienten. Auch institutionelle Besonderheiten eröffnen Räume für Zwangshandlungen gegenüber alten pflegeabhängigen Menschen. Natürlich sind heutige Pflegeheime nicht mehr mit den totalen Institutionen zu vergleichen, die Goffman (1972) [5] beschrieb und doch bricht sich die Selbstbestimmung der Heimbewohner auch heute noch häufig an den Regeln der Versorgungsabläufe oder der Einschränkungen der Bewegungsfreiheit [6].

Weiterhin kann ein sehr enges Zusammenleben und die Abhängigkeit von Pflegepersonen, Pflegebedürftige in Zwangssituationen bringen. Die Mehrzahl (76 %) der pflegebedürftigen Menschen in Deutschland werden nicht in Heimen, sondern zu Hause versorgt [7]; zwei Drittel von ihnen allein durch Familienangehörige, die oft stark körperlich, emotional und psychisch belastet sind [8–10]. Zwangshandlungen in der Familie entstehen als Resultate einer Vielzahl von belastenden Faktoren, dazu zählen u. a. körperliche Überlastung; die eigene Leistungsgrenze wird als Folge ständiger Anwesenheit überschritten; sehr beengte Wohnsituationen; vorbelastete zwischenmenschliche Beziehungen zum Hilfsbedürftigen; soziale Isolation der betreuenden Person; unzureichende Kenntnisse vom Krankheitsbild des Pflegebedürftigen; Unterdrückung eigener Bedürfnisse. Solche Überlastungssituationen führen nicht notgedrungen zur Anwendung von Zwangsmaßnahmen, aber diese setzen sich gegen andere Handlungsalternativen durch, wenn Menschen in Situationen sind, die es ihnen leichter machen, Grenzen zu überschreiten [11].

2.3.3 Zwangsmaßnahmen im Kontext der Pflege alter Menschen – Positionen der Rechtfertigung in der Stellungnahme des Ethikrates

Der Deutschen Ethikrates stellt eindeutig fest, dass jede Anwendung von Zwang „einen schwerwiegenden Eingriff in die Grundrechte der betroffenen Person dar(stellt) und [...] folglich in besonderem Maße ethisch und rechtlich rechtfertigungspflichtig" ist [1, S. 7]. Zwangsmaßnahmen können nicht gerechtfertigt werden, wenn diese ein freiverantwortlich entscheidender Mensch ablehnt. Dieser kann auch freiverantwortlich medizinische oder pflegerische Eingriffe verweigern, die fachlich angezeigt wären und ihn gefährden. Diese selbstbestimmte Handlung müssen Dritte respektieren und dabei gleichzeitig die Haltung des Betroffenen immer weiter ergründen und Hilfe und Unterstützung anbieten und interessiert bleiben [1, S. 75].

Wenn nun aber ein Mensch (zeitweise oder dauerhaft) nicht zu einer freiverantwortlichen Entscheidung in der Lage ist und dann eine medizinische oder pflegerische Handlung verweigern möchte, durch die er selbst zu Schaden kommt, dann könnte – unter Einhaltung bestimmter Kriterien – eine Zwangsmaßnahme legitim sein. Zu diesen Kriterien zählen:

- „Die Zwangsmaßnahme muss auf die Entwicklung, Förderung oder Wiederherstellung der selbstbestimmten Lebensführung der betroffenen Person im Rahmen der gegebenen Möglichkeiten und der hierfür elementaren leiblichen und psychischen Voraussetzungen abzielen ...
- Die Zwangsmittel müssen zu diesen Zielen geeignet, erforderlich und angemessen sein ...
- Die Abwehr eines primären Schadens darf nicht unangemessene andere womöglich irreversible Schäden erzeugen ...
- Der Schaden darf sich nicht anders abwenden bzw. das Ziel nicht anders erreichen lassen (Ultima Ratio).
- Die jeweilige Maßnahme sollte auf die Zustimmung der adressierten Person stoßen, wäre diese aktuell zu einer freiverantwortlichen Entscheidung fähig" [1, S. 80–81].

Damit spricht sich der Ethikrat in seiner Stellungnahme dafür aus, dass die Ausübung von wohltätigem Zwang stets das letzte Mittel ist, dieser nur zum Einsatz kommt, wenn alle anderen Möglichkeiten ausgeschöpft sind. Er stellt aber auch fest, dass es keine generelle Ablehnung von Zwangsmaßnahmen geben kann, denn dies hieße im Umkehrschluss, Menschen in sehr vulnerabler Lebenssituation sich selbst zu überlassen, keine Sorge für sie zu übernehmen.

2.3.4 Zwangsmaßnahmen im Kontext der Pflege alter Menschen – Grundsätze und Empfehlungen in der Stellungnahme des Ethikrates

Der Deutsche Ethikrat geht generell vom Grundsatz aus, dass „in professionellen Sorgebeziehungen Zwang zur Abwehr von Selbstschädigung wo immer möglich vermieden werden sollte. Wenn dennoch eine Zwangsmaßnahme in Betracht gezogen werden muss, sind die jeweiligen Handlungskontexte so zu gestalten, dass Achtung und Respekt vor der individuellen Person und ihrer Selbstbestimmung gewährleistet bleiben. Unmittelbarer Ausdruck dieser Achtung und dieses Respektes ist die Gewährleistung größtmöglicher Partizipation in allen Phasen und Situationen professioneller Sorgehandlungen des wohltätigen Zwangs" [1, S. 229].

Der Einsatz wohltätigen Zwangs in professionellen oder privaten Sorgebeziehungen setzt nach Meinung des Ethikrates das Prinzip der Ultima Ratio voraus und kommt nur in Frage, „wenn die betroffene Person in ihrer Fähigkeit zur Selbstbestimmung so stark eingeschränkt ist, dass sie keine freiverantwortliche Entscheidung zu treffen vermag" [1, S. 229]. Wird aber eine Maßnahme zwangsweise durchgeführt, „muss nicht nur diese selbst, sondern auch ihre zwangsweise Durchführung fachlich (medizinisch, pflegerisch usw.) indiziert sein" [1, S. 230]. Dabei wird prinzipiell vorausgesetzt, dass alles versucht wurde, um die Einwilligung oder freiwillige Mitwirkung des Betroffenen zu erreichen. Immer gilt es, die Dauer der Zwangsmaßnahme so kurz wie möglich zu halten, Risiken einer Traumatisierung zu minimieren sowie abzuwägen, ob der für den Betroffenen zu erwartende Nutzen der Zwangsmaßnahme tatsächlich die damit verbundenen Nachteile überwiegt. Der Rat plädiert auch eindeutig dafür, dass den Betroffenen, Vorgehen und Zielsetzung der Maßnahme in einer der Person und Situation angemessenen Weise zu erläutern ist, ihre Meinung gebührend zu berücksichtigen ist und Mitentscheidung ermöglicht wird [1, S. 231]. Jede Maßnahme darf ohnehin nur dann zwangsweise durchgeführt werden, wenn die betroffene Person, könnte sie aktuell freiverantwortlich entscheiden, diese Maßnahme und die damit verfolgte Zielsetzung im Nachhinein als notwendig und richtig beurteilte. Zur Ermittlung dieses mutmaßlichen Willens sind frühere Positionen, Standpunkte und alle weiteren verfügbaren Informationen heranzuziehen, aus denen sich der Wille und die Präferenzen der betroffenen Person ergeben können [1, S. 231–232].

Noch mangelt es an einem wirklich offenen und öffentlichen Umgang mit dem Thema Zwang in der Pflege und gegenüber Menschen mit einem Hilfebedarf. Unter anderem aus diesem Grund sollten Schritte zur Qualitätssicherung der pflegerischen Versorgung wie die Einführung von Fehlermeldesystemen oder ein etabliertes Beschwerdemanagement immer auch Zwangsmaßnahmen erfassen. Diese sollten zudem sorgfältig dokumentiert, einschließlich der Stellungnahmen durch Betroffene und in regelmäßigen Abständen ausgewertet werden und für wissenschaftliche Zwecke sowie für die Information der Öffentlichkeit verfügbar gemacht werden. Ein solcher Umgang mit Zwangshandlungen setzt professionell geschultes Personal voraus, das insbesondere über Prävention von Zwang und Gewalt (z. B. Deeskalationstraining) sowie über die Rechte der Betroffenen informiert ist, aber auch über interkulturelle Kompetenz verfügt. Kulturelle und sprachliche Barrieren zwischen Pflegebedürftigen und Helfenden können die Wahrscheinlichkeit erhöhen, dass Zwangsmaßnahmen eingesetzt werden. Nicht nur Schulung und Weiterbildung, sondern auch Unterstützung und Begleitung derjenigen, die Zwangsmaßnahmen im professionellen Alltag einsetzen und dies kognitiv und emotional verarbeiten müssen, gehört zu den Arbeitsbedingungen, die dem sorgenden Personal selbst zugutekommen sowie denen, die die Hilfe in Anspruch nehmen. Zu weiteren Rahmenbedingungen gehören die stichprobenartige Kontrolle des Einsatzes von Zwangsmaßnahmen u. a. durch die Heimaufsicht sowie die Prüfung von Vergütungssystemen, die möglicherweise durch Fehlanreize die Anwendung von Zwang begünstigen. Nicht zuletzt könnte eine Intensivierung der Forschung zu Ausmaß und Auswirkung sowie Entstehung, Vorbeugung und Verhinderung von Zwangsmaßnahmen dazu beitragen, dass insbesondere auch informeller und struktureller Zwang besser im Pflegealltag berücksichtigt und Dunkelfelder aufgedeckt werden [1, S. 234–235].

Aber weder Wissen noch gute Rahmenbedingungen für die Pflege allein werden zu einem wirklich angemessenen Umgang, einer Vermeidung von Zwangsmaßnahmen führen. Dazu ist nach Ansicht des Ethikrates vor allem eine respektvolle Haltung gegenüber pflegebedürftigen Personen eine wesentliche Voraussetzung. „Diese Haltung umfasst neben dem Mitgefühl für die prekäre Lage des Sorgeadressaten auch die Offenheit gegenüber dessen körperlichen, psychischen, kulturellen und religiösen Bedürfnissen sowie gegenüber seinem Bedürfnis nach Mitbestimmung und Mitwirkung. Professionell Sorgenden muss sowohl in ihrer Ausbildung als auch in ihrer Berufspraxis die Gelegenheiten eröffnet werden, diese respektvolle Haltung zu entwickeln und zu praktizieren. Die Gewährleistung eines angemessenen Personal- bzw. Betreuungsschlüssels ist hierfür eine zwingende Voraussetzung [1, S.234].

Neben den beschriebenen, eher grundsätzlichen Überlegungen zu Zwangsmaßnahmen, den Bedingungen ihres Einsatzes, den Möglichkeiten der Vermeidung, hat der Ethikrat Empfehlungen ausgesprochen, die die Spezifik der Altenpflege noch einmal besonders in den Focus nehmen:

- In der Altenpflege werden Menschen mit einem zunehmenden Unterstützungsbedarf meist eine sehr lange Zeit versorgt. Dabei muss der großen Herausforderung entsprochen werden, auch dann die Würde des Betroffenen zu achten, wenn seine individuellen Präferenzen mit dem professionellen Selbstverständnis in Konflikte geraten.
- Um den Einsatz von Zwang in der Altenpflege zu minimieren, sollten Mitarbeiter die Symptome und den Verlauf von gerontopsychiatrischen Erkrankungen, insbesondere der Demenz, kennen, spezifische Symptome verstehen und dieses Wissen in Fort- und Weiterbildungen stets auffrischen.
- Niederschwellige Formen von Zwang können direkte Folge von einseitig defizitorientierten Vorstellungen von Alter und unreflektierten persönlichen Wertpräferenzen sein. Der Schulung einer kritischen Selbstreflexion professioneller

Akteure sollte darum große Bedeutung für die nachhaltige Vermeidung und Verringerung von Zwangsmaßnahmen zukommen.

– Wegen der Gefahr persönlichkeitsverändernder Effekte von Psychopharmaka sind an die Diagnose, Indikationsstellung und Dosierung besonders strenge Sorgfaltskriterien anzulegen. Pflegeanbieter sollten alle Formen von Zwang einschließlich der Gabe ruhigstellender Medikamente dokumentieren und Maßnahmen zu ihrer Verringerung implementieren.

– Die baulichen Rahmenbedingungen von Einrichtungen der Altenpflege und Behindertenhilfe sollten so beschaffen sein, dass eine individuelle Förderung und Betreuung von pflegebedürftigen Menschen ermöglicht wird.

– Zur Vermeidung von strukturellem Zwang sollten sich die Personalausstattung und die Arbeitszeiten des Personals an den Pflege- und Unterstützungsbedürftigen orientieren. Zur Deeskalation von Konflikten sollten Rückzugsmöglichkeiten und Freiräume für Bewohner sowie überschaubare Pflegeeinheiten geschaffen werden [1, S. 241 ff].

2.3.5 Fazit

Die Empfehlungen des Deutschen Ethikrates zum wohltätigen Zwang sollen dazu beitragen, Rahmenbedingungen, Strukturen und Prozesse in der Pflege so zu gestalten, dass Zwang möglichst vermieden wird, zudem sollen sie in Situationen, in denen die Anwendung von Zwang als letztes Mittel infrage kommt, Orientierung bieten. Vor dem (wohltätigen) Zwang kommt die Überzeugungsarbeit immer dann, wenn ein Patient erforderliche medizinische und/oder pflegerische Maßnahmen ablehnt. Dabei ist die möglichst weitgehende Vermeidung von Zwang, die Umsetzung der ethischen Prinzipien nicht allein die Aufgabe der (professionell) Pflegenden, auch die Strukturen, die Arbeitsbedingungen, die gesetzgeberischen Möglichkeiten müssen darauf ausgerichtet sein, dass stets der Prävention von Zwangsmaßnahmen der Vorrang gegeben werden kann.

Literatur

[1] Deutscher Ethikrat, Hrsg. Hilfe durch Zwang? Professionelle Sorgebeziehungen im Spannungsfeld von Wohl und Selbstbestimmung. Stellungnahme. Berlin: Deutscher Ethikrat; 2018. https://www.ethikrat.org/fileadmin/Publikationen/Stellungnahmen/deutsch/stellungnahme-hilfe-durch-zwang.pdf [letzter Zugriff: 01.07.2019]

[2] Schmucker R. Arbeitsbedingungen in Pflegeberufen. In: Jacobs K, Kuhlmey A, Greß S, Klauber J, Schwinger A, Hrsg. Pflege-Report 2019. Mehr Personal in der Langzeitpflege – aber woher?. Heidelberg: Springer; 2019:50ff.

[3] Bühler S. Arbeitsbedingungen und Belastungen der Beschäftigten im Gesundheitswesen. In: Kliner K, Rennert D, Richter M, Hrsg. BKK Gesundheitsatlas 2017. Berlin: Medizinisch Wissenschaftliche Verlagsgesellschaft; 2017:103–108.

[4] Zander B, Busse R. Die aktuelle Situation der stationären Krankenpflege in Deutschland. In: Bechtel P, Smerdka-Artheleger I, Lipp K, Hrsg. Pflege im Wandel gestalten – Eine Führungsaufgabe. 2. Auflage, Berlin, Heidelberg: Springer; 2017.

[5] Goffman E. Asyle. Über die soziale Situation psychiatrischer Patienten und anderer Insassen. Frankfurt am Main: Suhrkamp; 1972.

[6] Büscher A, Dorin L. Pflegebedürftigkeit im Alter, Berlin: De Gruyter; 2014.

[7] Statistisches Bundesamt. Pflegestatistik 2017 – Pflege im Rahmen der Pflegeversicherung Deutschlandergebnisse. Wiesbaden: Statistisches Bundesamt; 2018:16.

[8] Revenson T, Griva K, Luszczynska A, et al. Caregiving in the illness context: London: Palgrave Pivot; 2016.

[9] Earle A, Heymann J. Protecting the health of employees caring for family members with special health care needs. Soc Sci Med. 2011;73(1):68–78.

[10] Dräger D, Budnick A, Kummer K, Seither C, Blüher S. Gesundheitsförderung für ältere pflegende Angehörige. Public Health Forum. 2012;20(74):31e1-31e2.

[11] Barberowski J. Räume der Gewalt. 2. Auflage, Frankfurt am Main: S. Fischer Verlag; 2015:31.

3 Prävention von Gewalt gegen ältere Menschen

Michael Neise, Dominique Alexandra Reinwand, Susanne Zank

3.1 Empfehlungen aus dem Projekt Gewaltfreie Pflege (GfP)

3.1.1 Einleitung und Datenlage

Gewalt gegenüber älteren Menschen wird im angloamerikanischen Raum unter dem Begriff *elder abuse* subsummiert. Einschlägige Forschungsarbeiten konnten nachweisen, dass insbesondere für die Gruppe der pflegebedürftigen älteren Menschen ein erhöhtes Gefährdungspotential besteht [1]. Gewalt gegenüber älteren pflegebedürftigen Menschen tritt dabei in sehr unterschiedlichen gesellschaftlichen Kontexten (u. a. familialer Kontext, institutionelles Setting) auf und bis heute ist die Datenlage zu diesem Thema auf Grund der hohen Sensibilität unzureichend (vgl. dazu auch Kap. 2.2). Bisherige Studien kommen übereinstimmend zu dem Befund, dass die häufigste Gewalterfahrung psychologischer Art ist (Beschimpfungen, Beleidigungen), gefolgt von finanzieller Ausbeutung sowie Vernachlässigung (mangelnde Versorgung und Pflege) [2]. Die Prävalenzen von physischen Attacken oder sexueller Handlungen sind eher niedrig, dies könnte jedoch auch Resultat der defizitären Forschungslage sein. Eine vertiefende Darstellung zu forschungsrelevanten Herausforderungen veröffentlichten Neise und Zank [3]. Daher mangelt es auch aktuell an evidenten Erkenntnissen über die Effektivität spezifischer Maßnahmen zur Prävention und Reduktion von Gewalt gegenüber pflegebedürftigen älteren Menschen [4].

Aufgrund dieser eingeschränkten Datenlage orientiert sich die Forschung häufig an Ansätzen guter Praxis (best practice), um sich Fällen von Gewalt gegenüber älteren pflegebedürftigen Menschen aus unterschiedlichen Perspektiven nähern zu können und darauf aufbauend Handlungsstrategien zu entwickeln [5]. Auch in Deutschland wurden in den vergangenen Jahren immer wieder Modellprojekte durchgeführt, die einen Beitrag zur Adressierung der Thematik leisten [6,7]. Das Projekt Gewaltfreie Pflege (GfP) stellt dabei einen Beitrag zur Kenntniserweiterung über die Implementierungsprozesse von kommunalen Strukturen zum Thema Gewalt in der Pflege dar [8]. In diesem praxisnahen Forschungsvorhaben wurden die Rahmenempfehlungen des europäischen Vorgängerprojekts zum Thema *Monitoring in long term care – pilot project on elder abuse* (MILCEA) aufgegriffen und als Ausgangsbasis genutzt [6]. Im Fokus stand dabei die gesellschaftliche (Ent-)Tabuisierung des Phänomens und die Problematik, dass bei Gewalt gegenüber älteren pflegebedürftigen Menschen in Deutschland und Europa keine angemessenen Ansprechpartner rechtlich bindend verankert sind, wie es beispielsweise im Kinder- und Jugendschutz in Deutschland der Fall ist. Gewalt in der Pflege ist unter anderem verbunden mit psychosozialen

https://doi.org/10.1515/9783110650341-003

Herausforderungen in denen eine strafrechtliche Verfolgung nur sehr eingeschränkt zu einer Verbesserung oder nachhaltigen Lösung des Problems führen kann. Daher wurden im Ergebnis des MILCEA Projekts Rahmenempfehlungen abgeleitet, um Gewalt in der Pflege auch kommunal angemessen zu adressieren [9].

Das Projekt GfP griff diese Rahmenempfehlungen auf und verfolgte das Ziel, in Kooperation mit dem MDS zentrale Schlüsselakteure in verschiedenen Modellkommunen zu identifizieren, interinstitutionelle Verfahrenswege bei aufgedeckten Fällen von Gewalt in der Pflege zu implementieren und das Bewusstsein für Gewalt in der Pflege kommunal zu stärken. Dabei wurden förderliche und hinderliche Faktoren des Implementierungsprozesses in den Kommunen aufgedeckt und Handlungsempfehlungen abgeleitet.

3.1.2 Methodisches Vorgehen

Auf Initiative des MDS konnten zu Beginn des Projektes vier Kommunen für die Projektbeteiligung gewonnen werden. Die Auswahl basierte in erster Linie auf der signalisierten Bereitschaft zur Projektbeteiligung und orientiert sich methodisch am Vorgehen des multiplen Fallstudiendesigns [10]. Aus diesen Beschreibungen wurden zentrale Handlungsempfehlungen für den Implementierungsprozess von kommunalen Schlüsselakteuren, Strukturen und Prozessen bei Gewalt in der Pflege abgeleitet. Die auszuwertende Datenbasis basierte auf Dokumenten, die aus der regelmäßigen Beteiligung an kommunalen Steuerungsrunden, 21 telefonischen Experteninterviews und zwei Fokusgruppen zur kommunalen Prozessentwicklung gewonnen werden konnten. Die aufgenommenen Daten zu den Interviews und Fokusgruppen wurden transkribiert und inhaltsanalytisch ausgewertet [11]. Eine ausführliche Darstellung der Projektergebnisse findet sich in Jungnitz et al. [8].

3.1.3 Beschreibung der kommunalen Prozesse

Zu Projektbeginn wurden in allen Modellstädten kommunale Steuerungsrunden einberufen oder eine Anbindung an bereits bestehende Steuerungsrunden zum Thema Gewalt in der Pflege durch den MDS initiiert. Diese Steuerungsrunden wurden in regelmäßigen Abständen mit unterschiedlichen Vertretenden der regionalen Versorgungslandschaft einberufen. In diesem Rahmen wurden zentrale Verantwortlichkeiten für Fälle von Gewalt in der Pflege durch die Teilnehmenden der regionalen Steuerungsrunden bestimmt. Dabei setzten die Kommunen individuelle Schwerpunkte. So fokussierten zwei Kommunen die Schaffung kommunaler Zuständigkeiten bei Fällen von Gewalt in übergreifenden Pflegekontexten (häuslich, ambulant, institutionell). Eine Kommune fokussierte systematische Handlungsabläufe bei aufgedeckten Fällen von Gewalt in der häuslichen Pflege und eine andere Kommune die verstärkte Vernetzung von bereits etablierten Zuständigkeiten bei Gewalt in der häuslichen Pflege und systematischen Verfahrenswegen zwischen fallaufdeckenden und fallbegleitenden Instanzen.

Darüber hinaus unterschieden sich die kommunalen Schlüsselakteure in der Art und Weise der Aufgabenbündelung. Während zwei Schlüsselakteure es als ihre inhärente Aufgabe ansahen, die Zuständigkeit für Fälle von Gewalt in der Pflege im Sinne eines vernetzenden und unterstützenden Case Managements (für alle Beteiligten) zu bündeln, verfolgten die übrigen Akteure eine strikte Abgrenzung der Zuständigkeiten für verschiedene Personengruppen (u. a. Täter vs. Opfer, Fälle mit und ohne Personen mit kognitiven Beeinträchtigungen).

Des Weiteren wurde ein wesentlicher Schwerpunkt auf die Sensibilisierung ortsansässiger Versorgungsstrukturen und der Öffentlichkeit angestrebt. Institutionen der Versorgungsstrukturen wurden durch ihre Vertretenden in den gegründeten Steuerungsrunden zu dem Thema Gewalt in der Pflege sensibilisiert durch unterschiedliche Maßnahmen (u. a. schriftliche Informationen, regelmäßige Fort- und Weiterbildungen). Aufgrund der großen Heterogenität kommunaler Strukturen und Akteure war eine einheitliche Steuerung dieses Sensibilisierungsprozesses nicht möglich. Darüber hinaus wurden in den Kommunen verschiedene Maßnahmen zur Sensibilisierung der Öffentlichkeit getroffen, die inhaltlich den Gewaltbegriff, Formen, Auswirkungen, Interventionsansätze, rechtliche Aspekte behandelten und die Bekanntmachung der festgelegten Zuständigkeiten in den Kommunen fokussierten (u. a. durch Pressemitteilungen, Online-Informationen, Flyer, Bekanntmachung in den regionalen Versorgungseinrichtungen).

Die identifizierten Zuständigkeiten für Gewalt in der Pflege wurden zum Projektende in drei der vier Kommunen offiziell festgelegt. Informationen über die Gestaltung und Begleitung von gemeldeten Fällen an die implementierten Zuständigkeiten in den einzelnen Kommunen waren zum Projektende noch nicht angemessen abzuleiten.

3.1.4 Zusammenfassende Handlungsempfehlungen

Aus der wissenschaftlichen Begleitung konnten Empfehlungen für die Gestaltung von kommunalen Prozessen zur Implementierung von Strukturen und Verantwortlichkeiten bei Gewalt in der Pflege abgeleitet werden, die sich in unterschiedliche Themen aufteilen lassen.

Etablierung kommunaler Steuerungsrunden

Die Steuerungsrunden sollten aus Vertretenden von leistungserbringenden Institutionen der operativen (Pflege-)Versorgung (u. a. ambulante und institutionelle Pflegeanbieter, niederschwellige Beratungsstellen, kommunale Ärztevertretungen) bestehen.

Dabei ist auch darauf zu achten, dass Repräsentanten finanzieller Dienstleistungs-
einrichtungen und der regionalen Ärztekammern vertreten sind. In allen kommunalen Steuerungsrunden war es problematisch, Stellvertretende von Finanzbehörden
und ärztliche Vertretungen für die regelmäßige Teilnahme an den Steuerungsrunden
zu gewinnen. Lediglich einer Kommune war es gelungen, eine ärztliche Vertretung
für die regelmäßige Projektbegleitung zu gewinnen. Dennoch wurde der Wunsch von
den Experten geäußert, diese Berufsgruppen verstärkt mit in die Verantwortung zu
nehmen. Aus Sicht der befragten Experten können diese Berufsgruppen einen bedeu-
tenden Beitrag leisten, die Bevölkerung zu sensibilisieren, eine interinstitutionelle
kommunale Zusammenarbeit zu befördern und spezifische Gewaltformen in Pflegekontexten aufzudecken. Aufgedeckte Fälle können auf diesem Wege an die verein-
barten kommunalen Zuständigkeiten vermittelt werden. Zudem ist es von zentraler
Bedeutung, Vertretende mit operativer Zuständigkeit bei Gewalthandlungen zu berücksichtigen (u. a. Polizei, ordnungsrechtliche Instanzen), um Möglichkeiten der
akuten Gewaltfallauflösung abstecken zu können und die Vernetzung mit überdau-
ernden fallbegleitenden Einrichtungen zu befördern. Ebenfalls von zentraler Bedeutung ist dabei die Berücksichtigung von Betroffenenvertretenden (u. a. kommunale
Seniorenbeiräte), die die Perspektive von älteren und pflegebedürftigen Personen mit
in den kommunalen Austausch bereits in der Entstehung einfließen lassen können
und damit einen Beitrag für mehr Akzeptanz und Vertrauen in die kommunalen Verantwortlichkeiten bewirken können. Auch die leistungstragenden Institutionen (u. a.
Vertretende regionaler Pflegekassen) wurden von den Experten als notwendige Institutionen erachtet, um bei der Entwicklung kommunaler Maßnahmen beteiligt zu
sein und das Thema in die Öffentlichkeit zu tragen. Steuerungsrunden ermöglichen
zudem die Bündelung von Ressourcen (u. a. personelle Ressourcen, finanzielle Ressourcen für die Öffentlichkeitsarbeit) und den Aufbau von kommunalen Zuständigkeiten unter Berücksichtigung der bereits vorhandenen Expertise und der Vermeidung möglicher Doppelstrukturen.

Schaffung kommunaler Verantwortlichkeiten und Senkung von Hemmschwellen

Die Projektarbeit zeigte, dass es von zentraler Bedeutung ist, kommunale Verantwortlichkeiten für das Thema Gewalt in der Pflege zu bestimmen, die neben den zuständi-
gen ordnungsrechtlichen Instanzen bei akuten Gewaltsituationen eine niederschwellige und begleitende Unterstützung ermöglichen. Diese Zuständigkeiten sollten
unabhängig vom (Pflege-)Setting, in dem der entsprechende Fall auftritt, spezifische
Charakteristika aufweisen. Dabei sollte es allen Beteiligten (u. a. Opfer, Täter, Dritte)
möglich sein, die kommunale Hilfe niederschwellig in Anspruch nehmen zu können
und damit einhergehend aufsuchende Hilfsangebote systematisch realisiert werden.
Diese Anlauf- bzw. Zulaufstellen sollten dabei über ein fundiertes sozialrechtliches
Beratungs- und psychosoziales Unterstützungsangebot verfügen. Im Idealfall sollte
die einschlägige Tätigkeit der kommunalen Anlaufstelle im Sinne eines vernetzenden

Case Managements Aufgaben bündeln und je nach Einzelfall an weitere Institutionen vermitteln können. Dabei ist eine zentralisierte und ggfs. in schwerwiegenderen Fällen gerichtsverwertbare Dokumentation ebenfalls erstrebenswert.

Da es für Opfer und Täter mit großen Hürden verbunden ist, Gewalterfahrungen offen anzusprechen, sollte dies in der Etablierung von kommunalen Verantwortlichkeiten Berücksichtigung finden. Dabei sollten die zu implementierenden Zuständigkeiten in den jeweiligen Kommunen möglichst sozialraumbezogene Strukturen innerhalb der Stadtteile aufweisen, so dass die Arbeit bürgernah gestaltet wird und vertrauensvolle Beziehungen geschaffen werden können. Eine neutrale Außenwirkung unter Vermeidung des Gewaltbegriffs wird als hilfreich für die Inanspruchnahme von Hilfen gesehen. Die Angliederung der Verantwortlichkeiten an Institutionen in geteilter Trägerschaft von Kommune und Kranken- bzw. Pflegekasse werden als förderlich beurteilt, um auf diese Weise die (Außen-)Wirkung einer sanktionierenden Instanz zu vermeiden. Zudem wird die Möglichkeit, anonym Kontakt aufzunehmen als grundsätzlich positiv erachtet. Obwohl Bereitschaftstelefone bislang eher selten genutzt werden, empfehlen die kommunalen Akteure entsprechende Bereitschaftsstrukturen bei den kommunalen Zuständigkeiten zu integrieren.

Es zeigte sich im Projekt, dass jede Kommune bereits über Anbindungsstrukturen für entsprechende kommunale Verantwortlichkeiten verfügte. Auch für andere Kommunen sei es ratsam auf den bestehenden Strukturen aufzubauen, um auf diese Weise bereits vorhandenes fachfundiertes Expertenwissen zu nutzen und ressourcensparend einzusetzen.

Dynamische Fallbegleitung und Systematische Fallmeldungen

Verallgemeinerbare Erkenntnisse aus dem Umgang mit konkreten Fällen von Gewalt in der Pflege konnten nicht aus dem Projekt abgeleitet werden. Allerdings meldeten die Akteure, dass in vielen Beratungssituationen von pflegenden Angehörigen ein hohes Maß an pflegerischer Überforderung berichtet wurde. Aus den Gesprächen wurde zudem ersichtlich, dass die pflegenden Angehörigen depressive Verstimmungen und einen gesteigerten sozialen Rückzug thematisierten, und dies bekannte Risikofaktoren für Gewaltvorkommnisse sind [12]. In diesen wenigen Fällen stand aus Sicht der Experten zwar der Verdacht von konfliktbehafteten Pflegesituationen im Raum, diese konnten allerdings nicht aus den Beratungsgesprächen mit Sicherheit abgeleitet werden. Als Gründe wurde die schwierige Trennschärfe von Pflegefällen mit einfachem Überforderungscharakter und Fällen mit konkreten Gewalthandlungen benannt. Aus Sicht der Experten wird das Thema Gewalt in Beratungssituationen aus Angst vor negativen Konsequenzen seitens der pflegenden Angehörigen nicht benannt bzw. es besteht häufig kein ausreichendes Problembewusstsein für übergriffige Handlungen in der Pflege. Deshalb erscheint es notwendig, Fallbegleitungen über einen mittelfristigen Zeitraum zu organisieren und dadurch ein Fundament zu schaffen, um mögliche Gewalt- und Konfliktsituationen anzusprechen.

Darüber hinaus wurde die Schaffung von systematischen Verfahrenswegen in den Kommunen ambivalent bewertet. Einerseits sprachen sich die Experten dafür aus, interinstitutionelle Verfahrenswege bei aufgedeckten Fällen von Gewalt in der Pflege für eine zentralisierte Dokumentation zu etablieren. Andererseits lehnten die kommunalen Akteure eine allzu formelle Verfahrensstruktur in der Fallbegleitung zu Gunsten eines möglichst dynamischen Case Managements durch die niederschwelligen Verantwortlichkeiten ab.

Ergänzend wurde in einer Kommune die Möglichkeit diskutiert, Fälle von Gewalt über die in § 37 SGB XI festgelegten Beratungsbesuche bei Pflegegeldempfängern in der eigenen Häuslichkeit zu identifizieren. Darauf aufbauend wurde in Erwägung gezogen, Informationen, die an die Pflegekassen weitergeleitet werden, systematisch von den Pflegekassen an die kommunalen Zuständigkeiten weiter zu leiten, wenn der Verdacht von Gewalt aufkommt. Die kommunalen Zuständigkeiten sollten in der Konsequenz ein Unterstützungsangebot im Sinne eines dynamischen Case Managements unterbreiten.

Zusammenfassend ist daher zu empfehlen, Verfahrenswege in den Kommunen so zu etablieren, dass Fälle in der Pflege mit Gewaltverdacht an die kommunalen Schlüsselakteure systematisch institutionsübergreifend weitergeleitet werden und in der Fallbegleitung eine möglichst dynamische und ganzheitliche Unterstützung finden (mit Angeboten für alle Beteiligten im betroffenen System). Zudem sollte eine zentrale Dokumentation bei den kommunalen Schlüsselakteuren angebunden und eine Rückmeldestruktur umgesetzt werden. Die Rückmeldestruktur ist insofern von zentraler Bedeutung, um festzuhalten, wie der jeweilige Fall an die zentralen Schlüsselakteure in der Kommune (institutionsübergreifend) weitergeleitet wurde, welche Maßnahmen ergriffen und welche weiteren Instanzen fallbezogen eingebunden werden mussten.

Sensibilisierung und Öffentlichkeitsmaßnahmen

Die Projektarbeit zeigte die Bedeutsamkeit der Sensibilisierung von Akteuren und entsprechender Öffentlichkeitsarbeit. Es empfiehlt sich die Organisation an die übergeordnete Verwaltungsebene anzugliedern, um auf diese Weise das Thema und die regionalen Zuständigkeiten in der Öffentlichkeit breit mit bestehenden kommunalen Ressourcen zu bewerben und unterschiedliche Kommunikationswege einzusetzen (u. a. Auftaktveranstaltungen, regelmäßige Einbindung im Amtsblatt, flächendeckende Druckwerbung, Bekanntmachung über die Homepage der zentralen Zuständigkeiten). Für einen gelingenden Implementierungsprozess ist es weiterhin empfehlenswert, das Thema an bereits etablierte Veranstaltungen aus der Pflegelandschaft einzubinden und in die Ausbildungsinhalte von Pflegeschulen und weiteren Einrichtungen der Altenhilfe zu integrieren. Für Anbieter von Pflegeleistungen und Institutionen mit Kontakt zu gewaltgefährdeten pflegebedürftigen Menschen ist es notwendig, Handlungsleitlinien zu entwickeln und feste Ansprechpersonen zu benennen. Das Thema muss darüber hinaus in der Kommune wiederkehrend beworben werden, um nachhaltiges Wissen über die kommunalen Strukturen und die Thematik zu generieren.

Politische Bedeutung schaffen

Aus der kommunalen Projektbegleitung zeigte sich insbesondere bei verwaltungs- und institutionsübergreifenden Kooperationen, dass es eine große Herausforderung für die Kommunen darstellte, gewaltpräventive Zuständigkeiten anderer Stellen an- zuerkennen und eigene Kompetenzen abzugeben. Dies betraf insbesondere Koope- rationsprozessen bei institutionsübergreifenden Falldokumentationen. Die kom- munalen Experten betrachteten es daher als außerordentlich gewinnbringend, wenn das Thema organisatorisch an der obersten Verwaltungsebene der Kommunen ange- siedelt wird mit einem direkten Austausch zur operativen Ebene auf der einen Seite und der politischen Ebene auf der anderen Seite. Auf diese Weise lassen sich Maßnah- men eher durchsetzen und interinstitutionelle Verfahrenswege und Zuständigkeiten verbindlich festlegen. Für die Arbeit in den Kommunen erwies es sich als förderlich, eine Person im Projekt eingebunden zu haben, die die Verantwortung und Kompetenz hatte, das Thema in die politischen Gremien einzubringen und sich zu engagieren. Allerdings zeigte sich auch, dass die Abstimmungsprozesse in den interdisziplinär arbeitenden und multiinstitutionell aufgestellten Steuerungsrunden durch eine hohe personelle Fluktuation verzögert und behindert wurden. Diese Fluktuation konnte ebenfalls durch eine steuernde Instanz in einigen Kommunen gepuffert werden, so dass Entscheidungsprozesse in den Steuerungsrunden trotz personeller Fluktuation vorangetrieben wurden.

Rechtssicherheit

Im Rahmen der Expertenbefragungen zur Implementierung von kommunalen Verant- wortlichkeiten und den Austauschprozessen in den kommunalen Steuerungsrunden wurde wiederholt über die Möglichkeit von Rechtssicherheit bei der kommunalen Identifikation, Begleitung und Unterstützung von Gewaltfällen gegenüber älteren und pflegebedürftigen Menschen diskutiert. Anders als im Kinder- und Jugendschutz- gesetz (SGB XIII) existiert bislang kein expliziter Leistungsanspruch bei Gewalt gegen- über Pflegebedürftigen im Rahmen der Sozialgesetzgebung [13]. Strukturen mit Quali- tätssicherungsauftrag in der Pflege (MDK, länderspezifische Heimaufsichtsbehörden) implizieren zwar einen (mittelbaren) Gewaltschutzauftrag, insbesondere in Kontex- ten der professionellen Versorgung, allerdings erscheint die Rechtssicherheit und der Handlungsspielraum bei Fällen von Gewalt in der häuslichen Pflege weiterhin unklar.

Die Schaffung eines Gesetzes mit Leistungsanspruch (u. a. Anspruch auf eine geschützte Unterbringung oder eine individuelle Fallbegleitung) bei Gewalt in der (häuslichen) Pflege wird von den meisten Vertretenden in den begleiteten Modellre- gionen begrüßt. Allerdings wurde ebenfalls ersichtlich, dass ein normatives Eingriffsrecht in die Häuslichkeit bei einem Gewaltverdacht rechtlich nicht realistisch und im Sinne der individuellen Selbstbestimmung nicht zielführend erscheint. Vielmehr ist der gesetzliche Fokus auf die systematische und differenzierte Weitervermittlung von Pflegeberatungsbesuchen zu ermöglichen und darauf aufbauend freiwillige Angebote zur Beratung und Unterstützung durch die festgelegten kommunalen Akteure im Falle von Gewaltverdacht zu unterbreiten.

3.1.5 Fazit

Das Projekt Gewaltfreie Pflege (GfP) zielte auf die Implementierung und Bekanntmachung kommunaler Zuständigkeiten in Kontexten von Gewalt in der Pflege. Die zentralen Verantwortlichkeiten innerhalb der Kommune sollten dabei als Ergänzung zu ordnungsrechtlichen Instanzen der Modellregionen (Ordnungsamt, Polizei) bei akuten Gewaltsituationen verstanden werden. Die Verantwortlichkeiten traten dabei als unterstützende und begleitende Anlaufstellen auf, die den komplexen Fallkonstellationen mit häufig wechselseitigem Gewaltpotential Rechnung tragen sollten.

Die zentralen Handlungsempfehlungen des Projekts konnten bedeutsame Faktoren aus den kommunalen Implementierungsprozessen ableiten, die als Orientierung für vergleichbare kommunale Bestrebungen dienen sollten. Eine der wesentlichen Empfehlungen ist die Schaffung von systematischen Verfahrenswegen, wenn es um die Identifikation von Gewaltfällen in der Pflege durch Institutionen der pflegerischen Versorgungpraxis (u. a. ambulante Pflegedienste, Hausärztinnen, Hausärzte) und die Weiterleitung über leistungstragende Institutionen im Rahmen der Pflegeberatungsbesuche nach § 37 Abs. 3 SGB XI (u. a. Pflegekassen) an kommunale Verantwortlichkeiten geht. Aus den Herausforderungen im Rahmen von kommunalen Fallbegleitungen durch die implementierten verantwortlichen Stellen zeigte sich, dass es einer vertrauensvollen Basis und eines reflektierten Einblicks in die teils komplexen Fallkonstellationen bedarf, um eruieren zu können, ob eine konkrete Gefährdungslage mit Unterstützungsbedarf vorliegt. Unterstützende Instrumente zur systematischen Fallbesprechung in Kontexten von fallaufdeckenden Instanzen liegen dazu bereits vor [7]. Hierbei wären systematische interinstitutionelle Verfahrenswege von zentraler Bedeutung, um die kommunalen fallbegleitenden Verantwortlichkeiten mit ausreichenden Hintergrundinformationen über die Gewaltfallkonstellation auszustatten und für Transparenz zu sorgen.

Gewalt gegenüber älteren und pflegebedürftigen Menschen ist ein komplexer Sachverhalt (unterschiedliche Formen, Erklärungsansätze, Risikofaktoren auf unterschiedlichen Ebenen, Schweregrade). Deshalb kann die Forschung im Bereich *elder abuse* bislang nicht angemessen beantworten, welche genauen Maßnahmen einen gewaltreduzierenden Effekt erzielen.

Es besteht auch weiterer Klärungsbedarf, wie betroffene Menschen Gewalterfahrungen selbst bewerten und ob eine Intervention von außen überhaupt erwünscht ist.

Beispielsweise möchten viele Betroffene trotz Gewalterfahrung lieber in der Familie bleiben, statt in ein Heim zu ziehen. Die Effektivität von potenziellen Maßnahmen kann nur abgeschätzt werden, wenn die betroffenen Personen eine Veränderung wünschen und Hilfen zulassen. Erst dann kann die Effektivität von Maßnahmen, wie die Unterstützung durch kommunale Zuständigkeiten, angemessen abgeschätzt werden. Daher bedarf es weiterer Erkenntnisse über die Motivation, Hilfe bei unterschiedlichen Gewalterfahrungen in Anspruch zu nehmen.

Literatur

[1]   Pillemer K, Burnes D, Riffin C, Lachs M. Elder Abuse: Global Situation, Risk Factors, and Prevention Strategies. Gerontologist. 2016;56(S2):194–205.
[2]   Yon Y, Mikton CR, Gassoumis ZD, Wilber KH. Elder abuse prevalence in community settings: a systematic review and meta-analysis. Lancet Glob Health. 2017;5(2):e147-e156.
[3]   Neise M, Zank S. Gewalterfahrungen älterer Menschen im sozialen Nahraum – Befunde und Herausforderungen. In: Hank K, Schulz-Nieswandt F, Wagner M, Zank S, Hrsg. Alternsforschung. Handbuch für Wissenschaft und Praxis. Baden-Baden: Nomos; 2019:459–490.
[4]   O'Donnell D, Phelan A, Fealy G. Interventions and Services which Adress Elder Abuse: An Integrated Review. Dublin: National Centre for the Protection of Older People (NCPOP); 2015.
[5]   Hist SP, Penney T, McNeill S, et al. Best-Practice Guideline on the Prevention of Abuse and Neglect of Older Adults. Can J Aging. 2016;35(2):242–260.
[6]   Schempp N, Brucker U, Kimmel A. Monitoring in Long-Term Care – Pilot Project on Elder Abuse (MILCEA). Final Report. Essen: Medizinischer Dienst des Spitzesverbandes Bund der Krankenkassen e. V.; 2012.
[7]   Zank S, Schacke C. Abschlussbericht PURFAM: Projekt Potenziale und Risiken in der familialen Pflege alter Menschen. Köln: Universität zu Köln; 2013.
[8]   Jungnitz L, Neise M, Brucker U, Kimmel A, Zank S. Projekt Gewaltfreie Pflege. Prävention von Gewalt gegen Ältere in der pflegerischen Langzeitversorgung. Abschlussbericht. Essen: Medizinischer Dienst des Spitzenverbandes Bund der Krankenkassen e. V. & Bundesministerium für Gesundheit (BMG); 2017.
[9]   MDS – Medizinischer Dienst des Spitzenverbandes Bund der Krankenkassen e. V. Prävention von Gewalt gegen ältere und pflegebedürftige Menschen in Europa. Rahmenempfehlungen zu Entwicklung eines Monitoring-Systems. Ergebnisse des MILCEA-Projekts. Essen: Medizinischer Dienst des Spitzenverbandes Bund der Krankenkassen e. V.; 2012.
[10] Yin RK. Case study research design and methods. Thousand Oaks, CA: Sage; 2014.
[11] Kuckartz U. Qualitative Inhaltsanalyse. Methoden, Praxis, Computerunterstützung. Weinheim, Basel: Beltz Juventa; 2014.
[12] Johannesen M, LoGiudice D. Elder abuse: a systematic review of risk factors in community-dwelling elders. Age and Ageing. 2013;42(3):292–298.
[13] Zenz G. Gewaltschutz im Alter. Ethik und Recht vor neuen Herausforderungen. In: Bonacker M, Geiger G, Hrsg. Menschenrechte in der Pflege. Ein interdisziplinärer Diskurs zwischen Freiheit und Sicherheit. Opladen, Berlin, Toronto: Budrich; 2018:107–121.

Jens Abraham, Gabriele Meyer

3.2 Freiheitsentziehende Maßnahmen im Pflegeheim und Akutkrankenhaus

3.2.1 Problemaufriss

Im Kontext von Gewalthandlungen gegenüber älteren, pflegebedürftigen Menschen werden in der Regel auch freiheitsentziehende Maßnahmen (FEM) diskutiert. FEM greifen in die Autonomie und Integrität der Personen ein, denen sie angelegt werden und deren Bewegungsradius mit FEM beeinträchtigt ist. Dennoch unterscheiden sich FEM in der Pflege deutlich von körperlichen und psychischen Gewalthandlungen. Einmal sind mechanische FEM in der Regel sichtbar, zum anderen sind sie weitgehend akzeptiert bei Pflegenden und Angehörigen. Auch sind die Gründe, FEM anzuwenden zumeist positiv besetzt, wie Sturzprävention oder als Maßnahme zur Kontrolle herausfordernder Verhaltensweisen [1].

In einer Stellungnahme des Deutschen Ethikrates [2] werden FEM als eine Form von wohltätigem Zwang im Kontext der Altenpflege beschrieben, also der „[…] Überwindung des Willens der adressierten Person […], die mit der Abwehr der Selbstschädigung des Adressaten begründet wird." (vgl. Kap. 2.3). Die Anwendung von FEM stellt einen Eingriff in die Freiheitsrechte der Betroffenen dar, wie auch in der „Charta der Rechte hilfe- und pflegebedürftiger Menschen" hervorgehoben wird [3]. Die Freiheit und damit auch die körperliche Bewegungsfreiheit eines Jeden ist noch vor dem Recht auf freie Meinungsäußerung und dem der Religionsfreiheit als Menschenrecht in Art. 2 Abs. 2 Satz 2 des Grundgesetzes (GG) verbürgt. Mit dieser Systematik am Anfang des Grundrechtskatalogs unterstreicht das GG den besonderen Stellenwert der Freiheit der Person. Ziel dieses Jedermann-Grundrechtes ist es, vor dem Entzug der Bewegungsfreiheit zu schützen durch Sistierung, Haft und Unterbringung, aber insbesondere auch vor allen willkürlichen Festsetzungen gegen den Willen des Betroffenen und damit auch unberechtigter Fixierung [4]. Der Art. 2 Abs. 2 Satz 2 GG intendiert aber nicht, den Eingriff in Bewegungsfreiheit an sich zu verhindern, sondern den Eingriff ohne rechtsstaatliche Sicherung.

In Alten- und Pflegeheimen wird inzwischen nahezu regelhaft eine richterliche Genehmigung für FEM eingeholt [5] – ein Umstand, der jedoch nichts über ihre ethische und pflegefachliche Angemessenheit aussagt. Wie häufig im Krankenhaus richterliche Genehmigungen für FEM eingeholt werden, ist nicht bekannt.

Jeder Eingriff in die Freiheit der Person muss geeignet, erforderlich und verhältnismäßig sein. Geeignet im Sinne des Verhältnismäßigkeitsgrundsatzes sind nur solche Maßnahmen, die im Gesetz als taugliche Maßnahmen zur Erreichung des legitimen Zwecks vorgesehen sind. Im Rahmen der Abwägung ist dabei erneut die besondere Bedeutung der Freiheit der Person als elementares Grundrecht zu berücksichtigen, so dass eine strenge Anwendung des Verhältnismäßigkeitsgrundsatzes erforderlich ist. Insbesondere auch die Art und Weise und die Dauer der Freiheitsentziehung oder -beeinträchtigung muss dem Gewicht des mit ihr verfolgten Zwecks entsprechen [4].

Seit einigen Jahren liegt eine international konsentierte Definition von FEM vor [6], wonach eine FEM „jede Handlung oder Prozedur ist, die eine Person daran hindert, sich an einen Ort oder in eine Position ihrer Wahl zu begeben und/oder den freien Zugang zu ihrem Körper begrenzt durch irgendeine Maßnahme, die direkt am oder in unmittelbarer Nähe des Körpers angebracht ist und nicht durch die Person mühelos kontrolliert oder entfernt werden kann." [1]. Dieser Definition entsprechende Maßnahmen sind Bettgitter, die den Ausstieg aus dem Bett verhindern, feste Stecktische am Rollstuhl, Gurte im Bett oder am Stuhl sowie sonstige FEM, wie angebremste Rollstühle am Tisch, Siestaliegen und Sitzsäcke.

3.2.2 Exkurs „chemische Fixierung"

Neben den mechanischen FEM können auch Medikamente mit ruhigstellender Wirkung als Fixierung bzw. freiheitsentziehend wirken und werden oftmals auch als „chemische Fixierung" bezeichnet. Antipsychotika, Tranquilizer und andere psychotrope Medikamente können Personen an selbstbestimmter Fortbewegung hindern und sie antriebslos und schläfrig machen. Wenn solche Medikamente zum Zwecke des Freiheitsentzugs verordnet werden, bedürfen auch sie einer richterlichen Genehmigung. Da die Medikamente jedoch kaum mit dieser offen bekundeten Intention und Indikation verordnet werden, ist es kaum möglich, sie als Fixierung zu identifizieren. Empfehlungen aus internationalen und nationalen Leitlinien zufolge ist die Pharmakotherapie ein letzter Therapieschritt zur Kurzzeitbehandlung bei agitiertem Verhalten, gesteigerter Psychomotorik, psychotischen Symptomen wie Wahn und Halluzinationen, affektiven Symptomen (z. B. Depression), Schlafstörungen, Delir. Einer mäßigen Wirkstärke stehen schwere Nebenwirkungen gegenüber [7].

Gemäß Analysen von Verschreibungsdaten in Deutschland werden entgegen der Empfehlungen aus Leitlinien bei nicht-kognitiven Störungen Antipsychotika als häufige Therapieoption eingesetzt und bis zu 60 % der Bewohner von Pflegeheimen haben mindestens eine Antipsychotika-Verschreibung [8]. In Studien mit deutschen Pflegeheimen zeigten sich Variationen der Häufigkeiten von psychotrop wirksamen Medikamenten zwischen den Zentren, die nicht mit Merkmalen der Bewohner oder pflegeheimbezogenen Merkmalen erklärt werden können. Daher nimmt auch hier die „Organisationskultur" der jeweiligen Einrichtungen wahrscheinlich eine wichtige Rolle beim Verordnungsverhalten ein [8]. Eine Veränderung dieser Kultur erfordert einerseits, dass medizinisches und pflegerisches Personal nicht-pharmakologische Ansätze berücksichtigt, und andererseits, dass Personal- und Zeitressourcen zur Verfügung stehen. Pflegende und Therapeuten haben oft nicht die Kompetenz, herausfordernde Verhaltensweisen zu identifizieren, und benötigen Unterstützung, die Umstände und Faktoren zu verstehen, die die Symptome verstärken. Ansätze zur

Vermeidung von Antipsychotika-Verordnungen bei Menschen mit Demenz wurden international vorgeschlagen [9]. In Deutschland sind die Verordnungsraten von psychotrop wirksamen Medikamenten in Pflegeheimen – und hier insbesondere Antipsychotika – ungebrochen hoch und erfolgreich erprobte Ansätze zur Reduktion stehen aus [10].

Der vorliegende Beitrag geht nicht weiter auf die Problematik der Fehlversorgung mit einem Übermaß von psychotrop wirksamen Medikamenten ein, sondern fokussiert auf mechanische FEM und hier auf stationäre Pflegesettings, d. h. Pflegeheime und Akutkrankenhäuser.

3.2.3 Setting Pflegeheim

Häufigkeit der Anwendung von FEM im Pflegeheim

In einer älteren Querschnittserhebung mit 30 Pflegeheimen in Hamburg hatten 26 % der Bewohner mindestens eine FEM, wobei es ausgeprägte Unterschiede zwischen den 30 Einrichtungen bezüglich der Häufigkeit gab [11]. In dem Heim mit der geringsten FEM-Rate waren < 5 % am Stichtag mit einer FEM versehen, in dem Heim mit der häufigsten Anwendung waren es hingegen ca. 60 % [11]. Der Ende 2017 erschienene 5. Pflege-Qualitätsbericht des Medizinischen Dienstes des Spitzenverbandes Bund der Krankenkassen (MDS) legt nahe, dass FEM in Pflegeheimen in Deutschland auf dem Rückzug sind. Waren im 3. Pflege-Qualitätsbericht noch bei 20 % der geprüften Bewohner FEM dokumentiert worden, so waren es im 4. Bericht 12,5 % und jetzt 8,9 % [12]. Zwar lässt der MDS-Bericht keine Aussage über Unterschiede zwischen Pflegeheimen oder Regionen zu, doch kann von einer echten Abnahme der FEM über die Zeit ausgegangen werden.

Dies dürfte das Ergebnis langjähriger wissenschaftlicher Auseinandersetzung mit dem Thema an mehreren Standorten in Deutschland sein, der Entwicklung und Praxiseinführung von Programmen zur Vermeidung von FEM sowie öffentlichkeitswirksamer Kampagnen und juristischer Initiativen.

Die Unterschiede zwischen den Einrichtungen sind immer noch präsent, wie in einer kürzlich veröffentlichten großen Studie mit 120 Pflegeheimen neuerlich zu sehen war [13]. Einfach messbare Merkmale der Bewohner und der Ausstattung der Einrichtung liefern hier keine Erklärungen. Der wichtigste Grund für diesen Unterschied zwischen den Einrichtungen ist vermutlich die Pflegekultur, also die oft schwerlich veränderbaren Haltungen und Einstellungen der Pflegenden und der Einrichtungsleitung in Bezug auf FEM. Pflegende haben tendenziell eher negative Einstellungen zu FEM [1]. Allerdings beschreiben Pflegende auch Situationen, in denen sie FEM als nötig oder kaum vermeidbar erleben. Der sich aus diesem Widerspruch ergebende innere Konflikt wird meist damit gelöst, die Notwendigkeit von FEM zu begründen, beispielsweise, weil es „zum Besten" der Betroffenen sei oder die Angehörigen FEM gewünscht hätten. Oft betrachten Pflegende FEM als „normale" Pflegeintervention [1].

Gründe und Wirkungen von FEM im Pflegeheim

Als Gründe für FEM werden in wissenschaftlichen Erhebungen mehrheitlich die Sicherheit der Bewohner, vor allem der Schutz vor Stürzen und Verletzungen genannt ebenso wie Unruhe und scheinbar zielloses Umherlaufen. Sehr wahrscheinlich können jedoch Stürze durch FEM nicht wirksam vermieden werden. Wahrscheinlicher ist sogar, dass die längerfristige Anwendung von FEM mit einem höheren Risiko für Stürze und Verletzungen einhergeht. FEM verhindern Bewegung und beeinflussen dadurch Gleichgewicht und Muskelkraft negativ. FEM werden jedoch nicht durchgehend angewendet und in Phasen ohne FEM haben Betroffene zweifellos ein höheres Verletzungsrisiko. Der Verzicht auf FEM führt nicht zu einer Zunahme von Stürzen und Verletzungen, wie kontrollierte Studien zeigen [1]. Voraussetzung ist natürlich, eine sichere Umgebung zu schaffen und sichere Mobilität zu ermöglichen.

In der internationalen Literatur sind weitere negative Auswirkungen beschrieben, die mit der Anwendung von FEM verbunden sind. So gehen von FEM direkte Gefährdungen aus, wie beispielsweise ein erhöhtes Verletzungsrisiko beim Übersteigen eines Bettgitters [1]. Auch gibt es Berichte von Todesfällen im Zusammenhang mit unsachgemäß angebrachten FEM durch Einklemmungen oder Strangulation, wobei es sich hierbei eher um seltene Ereignisse handelt [1]. FEM sind zudem mit einem erhöhten Risiko für Dekubitus und Kontrakturen, Gang- und Gleichgewichtsstörungen, Inkontinenz und einer Einschränkung kognitiver Fähigkeiten sowie einer vermehrten Unruhe und aggressiven Verhaltensweisen assoziiert [1]. Allerdings ist dabei unklar, inwieweit dies durch die Anwendung von FEM verursacht wird oder möglicherweise auch die Anwendung von FEM bedingt ist [1]. FEM sind folglich nicht nur ungeeignet, die Sicherheit von Bewohner im Pflegeheim zu gewährleisten, sondern können ein zusätzliches Risiko für die Betroffenen darstellen.

Programme zur Reduktion von FEM im Pflegeheim

Interventionsprogramme sind hinsichtlich ihrer Wirksamkeit und Sicherheit in randomisierten kontrollierten Studien (RCT) zu untersuchen, die protokollgestützt und mit ausreichender Stichprobe durchgeführt werden. Anhand einer umfassenden Literaturrecherche wurden im Sommer 2019 insgesamt neun RCTs identifiziert. Drei Studien stammen aus Norwegen drei aus Deutschland und je eine aus den Niederlanden, USA und Schweden. Die erste Studie wurde im Jahr 1997 publiziert, die aktuellste im Jahr 2019. Alle Studien waren cluster-randomisiert kontrolliert (cRCT), d. h. die Einheit der Zufallszuteilung war das Pflegeheim und nicht Bewohner.

In sechs Studien wurden einfache Schulungsprogramme untersucht, die hauptsächlich an Pflegende gerichtet waren. In der Studie von Testad et al. [14] konnten darüber hinaus auch alle Mitarbeiter, die nicht in der Pflege beschäftigt waren, an der Intervention teilnehmen. Für die Leitungskräfte war die Teilnahme verpflichtend. Bei Huizing et al. [15] und in einer der beiden Interventionsgruppen bei Evans et al. [16] wurden zusätzlich zur Schulung, Konsultationen durch speziell ausgebildete Pflegende angeboten. In drei Studien wurde die Umsetzung der Schulung durch Anleitung des Pflegepersonals unterstützt.

In drei Studien handelte es sich um Multikomponentenprogramme, die neben der Schulung als Kernkomponente weitere Komponenten beinhalteten. Bei Koczy et al. [17] wurde aus jeder Einrichtung ein Multiplikator (sog. Mentor) geschult und anschließend strukturiert begleitet. Zudem wurden verschiedene Hilfsmittel (Hüftprotektoren, Sensormatten etc.) zur Verfügung gestellt und deren Nutzung angeregt. In der Studie von Köpke et al. [5] wurde ein leitlinienbasiertes Interventionsprogramm bestehend aus einer Kurzschulung für alle Pflegenden in den Einrichtungen sowie einer speziellen Schulung von Multiplikatoren einschließlich einer strukturierten Begleitung durchgeführt. Weiterhin wurden verschiedene schriftliche Informationsmaterialien und Imagematerialien bereitgestellt. Die Einrichtungsleitungen unterzeichneten eine Deklaration und sicherten somit zu, sich für die Vermeidung von FEM in ihren Einrichtungen einzusetzen [5]. Die Kontrollgruppe erhielt schriftliche Informationsmaterialen als optimierte Standardversorgung. Die Studie von Abraham et al. [13] ist die Implementierungsstudie des von Köpke et al. [5] untersuchten Programmes. Das aktualisierte ursprüngliche Multikomponentenprogramm und eine reduzierte Version davon wurden ebenfalls mit einer optimierten Standardversorgung verglichen.

Die Ergebnisse zur Wirksamkeit der einfachen Schulungsprogramme waren insgesamt inkonsistent. Fünf von sechs Studien berichteten eine Reduktion von FEM. Dabei berichteten Testad et al. [14] zwar von einer Reduktion von FEM in der Interventionsgruppe (von 19,3 % auf 18,1 %; p = 0,025). Allerdings gab es eine deutlichere Reduktion in der Kontrollgruppe (von 18,4 % auf 8,8 %; p < 0,001). Bei der Interpretation der Ergebnisse sind zudem die teilweise schweren methodischen Schwächen zu berücksichtigen. In der methodisch angemessen durchgeführten Studie von Huizing et al. [15] gab es einen signifikanten Anstieg von FEM sowohl in der Interventionsgruppe (von 54 % auf 64 %; p = 0,02) als auch Kontrollgruppe (von 49 % auf 60 %; p = 0,007). Der Unterschied nach zehn Monaten war zwischen beiden Gruppen statistisch nicht signifikant. In der Studie von Testad et al. [18] hat sich die Zahl von FEM in der Interventionsgruppe deutlich reduziert, während es keine Veränderung in der Kontrollgruppe gab. Allerdings bestand zwischen den Gruppen zu Studienbeginn ein großer Unterschied bezüglich der FEM-Prävalenz (60 % in der Interventionsgruppe vs. 13 % in der Kontrollgruppe). Der Unterschied am Studienende war statistisch nicht signifikant.

Bei den Multikomponentenprogrammen berichteten Koczy et al. [17] von einer Reduktion von FEM. So wurden nach drei Monaten bei 16,8 % der Bewohner der Interventionsgruppe und 8,8 % der Kontrollgruppe keine FEM mehr angewendet (Odds ratio [OR] 2,16; 95 % Konfidenzintervall [KI] 1,05 bis 4,46). Hierbei ist neben den starken methodischen Limitierungen zu berücksichtigen, dass nicht wie im Studienprotokoll geplant, die Zahl der fixierten Personen als primärer Endpunkt berichtet wurde. Ebenso wurden abweichend vom Studienprotokoll nur Fixiergurte und fixierte Tische als FEM berücksichtigt. Die ursprüngliche Definition beinhaltete auch andere Maßnahmen wie von Bewohnern nicht lösbare Bremsen am Rollstuhl. Eine explizite Berücksichtigung des Cluster-Designs in der statistischen Analyse (Cluster-Adjustierung) hätte zudem wahrscheinlich dazu geführt, dass die Ergebnisse nicht mehr statistisch signifikant gewesen wären [19].

Mit dem Multikomponentenprogramm, welches von Köpke et al. [5] untersucht wurde, konnte die Zahl von FEM wirksam reduziert werden. Zu Studienbeginn hatten 31,5 % der Bewohner in der Interventionsgruppe und 30,6 % in der Kontrollgruppe mindestens eine FEM. Am Studienende nach sechs Monaten waren es 22,6 % in der Interventionsgruppe und 29,1 % in der Kontrollgruppe. Der Unterschied zwischen beiden Gruppen von 6,5 % (95 % KI 0,6 % bis 12,4 %) war statistisch signifikant. Wie auch in den anderen eingeschlossenen Studien, gab es keine unerwünschten Effekte. Das untersuchte Programm erwies sich somit als wirksame und sichere Intervention zur Vermeidung von FEM im Pflegeheim.

Die sich anschließende pragmatische Implementierungsstudie von Abraham et al. [13] hatte 120 Einrichtungen aus vier Regionen (Lübeck, Hamburg, Witten, Halle (Saale)) eingeschlossen, die in drei Studiengruppen randomisiert wurden (Interventionsgruppe 1: n = 40, Interventionsgruppe 2: n = 39, Kontrollgruppe: n = 41).

Insgesamt wurden 12.245 Bewohner zu mindestens einem der Erhebungszeitpunkte vor Ort in Augenschein genommen und gingen somit in die primäre Analyse ein.

Zu Studienbeginn lag der Anteil der Bewohner mit mindestens einer FEM in der Interventionsgruppe 1 bei 17,4 % (n = 470), in der Interventionsgruppe 2 bei 19,6 % (n = 513) und bei 18,8 % (n = 575) in der Kontrollgruppe. Nach zwölf Monaten verringerte sich die Prävalenz in allen drei Studiengruppen gegenüber Studienbeginn auf 14,6 % (n = 385) in der Interventionsgruppe 1, 15,7 % (n = 382) in der Interventionsgruppe 2 und 17,6 % (n = 546) in der Kontrollgruppe.

Eine mögliche Ursache für die fehlende Wirksamkeit der beiden Interventionen ist die wesentlich geringere Ausgangsprävalenz von FEM in der Studienpopulation gegenüber der vorhergehenden Studie [5]. Bei Abraham et al. [13] lag die Prävalenz zu Studienbeginn in allen drei Gruppen bei unter 20 %. Demgegenüber lag die Ausgangsprävalenz bei Köpke et al. [5] über 30 %.

Der Unterschied der Prävalenz zu Studienbeginn in der vorliegenden Untersuchung im Vergleich zur vorhergehenden Untersuchung ist insbesondere auf zwei Aspekte zurückzuführen. Zum einen wurde bei Köpke et al. [5] als Einschlusskriterium für die Cluster definiert, dass nur Pflegeheime teilnehmen konnten, die laut Selbstauskunft eine FEM-Prävalenz von mindestens 20 % hatten [5]. In der aktuellen Studie gab es hingegen keine Ein- und Ausschlusskriterien für die teilnehmenden Einrichtungen und somit auch keine Mindestprävalenz. Zum anderen zeichnet sich – wie bereits erwähnt – auch generell eine Entwicklung ab, dass weniger FEM in Pflegeheimen angewendet werden. Wenn die Häufigkeit ausgeprägter ist, kann selbstredend ein größerer Effekt erreicht werden.

3.2.4 Setting Akutkrankenhaus

Häufigkeit der Anwendung von FEM im Akutkrankenhaus

FEM werden auch im akutstationären Bereich regelmäßig angewendet [20–23]. National und international wird die Häufigkeit der Anwendung von null bis zu 47 % der Patienten angegeben [20,22]. Hierzulande zeigten zwei Querschnittstudien eine Prävalenz von 11,8 % und 9,3 % [21,23]. Die Unterschiede in den Häufigkeiten ergeben sich teilweise aus unterschiedlichen Definitionen von FEM, Methoden der Datenerhebung und Charakteristika der Patienten [20,21]. Jedoch wurden auch Unterschiede beobachtet, die nicht mit der eingeschlossenen Population erklärt werden konnten.

Gründe und Wirkungen von FEM im Akutkrankenhaus

Die Hauptgründe für die Anwendung von FEM sind, wie auch im Langzeitpflegebereich, die Vermeidung von Stürzen und damit einhergehenden sturzbedingten Verletzungen [1,24]. Ein weiterer Grund im akutstationären Bereich ist aber auch die Sicherstellung von medizinisch-therapeutischen Maßnahmen, wenn beispielsweise die Gefahr besteht, dass sich Patienten mit Demenz und herausforderndem Verhalten oder Patienten mit Delir versehentlich Zu- oder Ableitungen entfernen [20].

In Deutschland ist die Anzahl der Stürze ein Qualitätsindikator. Es wurden viele Maßnahmen ergriffen, um die Anzahl der Stürze zu minimieren. Der starke Fokus auf die Patientensicherheit wurde als ein Grund für die Anwendung von FEM beschrieben [1]. Das Wissen zur Wirksamkeit von FEM hinsichtlich der Vermeidung von Stürzen und sturzbedingten Verletzungen ist jedoch begrenzt. Zwei systematische Literaturübersichten auf Basis methodisch limitierter Studien fanden keine oder inkonsistente Belege für die Auswirkungen von FEM auf die Vermeidung von Stürzen und sturzbedingten Verletzungen [25,26].

Dagegen sind verschiedene negative Folgen durch die Anwendung von FEM beschrieben. Die Erfahrung der Fixierung beeinträchtigt das Wohlbefinden von Patienten [24,27]. Zudem besteht ein Zusammenhang mit der Anwendung von FEM und einer Abnahme der Mobilität sowie einer Zunahme von Druckgeschwüren und Inkontinenz oder herausfordernden Verhalten von Personen mit Demenz [25]. Dies kann dazu führen, dass sich der Regenerations- und Rehabilitationsprozess verzögert [25,28].

Programme zur Reduktion von FEM im Akutkrankenhaus

Die Anwendung von FEM ist mit teilweise erheblichen Gefahren für die Betroffenen verbunden, die Wirksamkeit zur Vermeidung von Stürzen und sturzbedingten Verletzungen fraglich. Doch welche Maßnahmen und Ansätze zur Vermeidung von FEM im akutstationären Bereich gibt es und kann dadurch die Anwendung von FEM wirksam und nachhaltig verringert werden? Um diese Frage zu beantworten, haben wir in Vorbereitung eines eigenen Forschungsprojekts eine systematische Literaturreche nach nationalen und internationalen Studien und Best-Practice-Projekten durchgeführt. Die Recherche erfolgte erstmalig im Dezember 2017 und wurde im April 2019 aktualisiert.

Insgesamt 31 Publikationen wurden eingeschlossen. Davon handelte es sich bei 18 Publikationen um Interventionsstudien, 13 Artikel waren Best-Practice-Projekte. Die erste Arbeit wurde bereits im Jahr 1989 veröffentlicht und die aktuellsten im Jahr 2018. Der überwiegende Teil der Studien und Best-Practice-Projekte stammte aus den USA. Nur ein Projekt wurde in Deutschland durchgeführt. In den meisten Studien und Best-Practice-Projekten wurden sogenannte Multikomponentenprogramme erprobt. Diese beinhalteten meist Schulung von Pflegenden und anderen an der Versorgung der Patienten beteiligten Berufsgruppen als Hauptkomponente. Daneben gab es eine Vielzahl an weiteren Komponenten, wie die Durchführung von regelmäßigen, interdisziplinären Fallbesprechungen, den Einsatz von Multiplikatoren oder die Bereitstellung von Hilfsmitteln als Alternative zu FEM. In vier der eingeschlossenen Arbeiten wurden einfache Schulungsprogramme untersucht und in einer Studie die Anwendung von Drucksensoren im Bett oder im Stuhl als Alternative zu FEM.

Die Ergebnisse der Studien und Best-Practice-Projekte weisen darauf hin, dass durch die untersuchten Programme die Anwendung von FEM reduziert werden kann. So wurde in insgesamt 27 Arbeiten eine Verringerung von FEM berichtet. Dabei traten keine negativen Folgen für Patienten auf, wie eine Zunahme von Stürzen und sturzbedingten Verletzungen oder vermehrte Unterbrechung der medizinischen Behandlung und selbstständige Extubation. Allerdings müssen die Ergebnisse vor dem Hintergrund der methodischen Limitierungen der eingeschlossenen Arbeiten betrachtet werden. Die verwendeten Studiendesigns waren überwiegend anfällig für systematische Verzerrungen. Nur zwei Studien hatten ein randomisiertes kontrolliertes Design, das als Goldstandard der Untersuchung von Interventionen gilt. Zuverlässige Schlüsse über die Wirksamkeit und Sicherheit der untersuchten Programme können daher nicht gezogen werden. Somit besteht trotz der Vielzahl an durchgeführten Studien und Best-Practice-Projekten ein grundsätzlicher Forschungsbedarf, Programme zur Vermeidung von FEM im akutstationären Bereich auf ihre Auswirkungen mit robusten Methoden zu untersuchen.

3.2.5 Entwicklung eines Interventionsprogramms zur Vermeidung von freiheitsentziehenden Maßnahmen im Akutkrankenhaus

Konzeptionierung der MARAH-Intervention

In einer eigenen Pilotstudie (MAking physical Restraints scarce in Acute Hospitals – MARAH) wurde ein komplexes Interventionsprogramm anhand des Modells zur Entwicklung und Evaluation komplexer Interventionen des britischen Medical Research Council (MRC) [29] entwickelt und hinsichtlich der Machbarkeit untersucht.

Als erster Schritt erfolgte eine systematische Literaturrecherche. Inhaltliche Schwerpunkte waren dabei Gründe für die Anwendung von FEM im Krankenhaus, Haltungen/Einstellungen der Pflegenden sowie Interventionen zur Vermeidung von FEM im akutstationären Bereich und Barrieren bzgl. der Implementierung solcher Interventionen. Die Ergebnisse dieser systematischen Literaturrecherche dienten als theoretische Grundlage für die Entwicklung des komplexen Interventionsprogramms. Im nächsten Schritt wurde die geplante Intervention mit ärztlichen und pflegerischen Leitungskräften, Pflegenden und ärztlichem Personal im Rahmen eines Experteninterviews diskutiert. Anhand der Ergebnisse wurde die Intervention anschließend entsprechend angepasst.

Eine Komponente des Interventionsprogramms war die Durchführung von interdisziplinären Kurzschulungen (45 Min.) zum Thema Vermeidung von FEM im Akutkrankenhaus (Definition, mangelnder Nutzen, Gefährdungen durch FEM im Akutpflegebereich, juristische Aspekte, Strategien zur Vermeidung von FEM, Alternativen zu FEM, Umgang mit Patienten mit herausforderndem Verhalten, Delirprävention und -management, Sturzprävention). Dabei sollte eine interdisziplinäre Perspektive eingenommen und praxisnahe, fallbezogene Strategien zur Vermeidung von FEM entwickelt werden. Zielgruppe waren Pflegende, ärztliches Personal (z. B. Assistenzärztinnen und Assistenzärzte), Physiotherapeuten und möglichst auch Mitarbeiter des Sozialdienstes bzw. Case Managements.

Zur Förderung der Implementierung der Intervention wurden darüber hinaus ausgewählte Pflegende als Multiplikatoren (FEM-Beauftragte) im Rahmen einer dreistündigen Schulung intensiv geschult. Diese sollten die Ansprechpartner bei allen Maßnahmen zur Vermeidung von FEM (auch für Angehörige, Betreuende etc.) sein, alle Aktivitäten koordinieren, um die Veränderungen in der Praxis zu etablieren und alle an der Versorgung beteiligten Fachkräfte bei der Entscheidungsfindung bzgl. der Vermeidung von FEM zu unterstützen. Zudem waren sie verantwortlich, FEM kritisch zu prüfen und eine Agenda mit Strategien zur Vermeidung zu erarbeiten.

Weiterhin sollten regelmäßige multidisziplinäre Audit- und Feedbackrunden in der Stationsroutine etabliert werden. Hierbei erfolgten u. a. ein Selbst-Assessment zur Anwendung von FEM und die Besprechung von herausfordernden Fällen. Die FEM-Beauftragten waren verantwortlich für die Organisation und Moderation der Audit- und Feedbackrunden. Die Häufigkeit dieser Runden wurde von den FEM-Beauftragten für die jeweilige Abteilung festgelegt, allerdings sollte pro Monat mindestens eine Audit- und Feedbackrunde stattfinden. Daran sollten neben den FEM-Beauftragten auch weitere Pflegende, ärztliches (ggf. auch leitendes) Personal und weitere an der Versorgung der potenziell von FEM betroffenen Patienten Berufsgruppen, wie Physiotherapeuten etc., teilnehmen.

Eine weitere Komponente war der Einbezug der Leitungsebene der verschiedenen Disziplinen bei der Umsetzung einer veränderten Versorgungspraxis im Rahmen von strukturierten Informationsgesprächen.

Pilotierung der MARAH-Intervention

Die Pilotstudie wurde in zwei Abteilungen (Alterstraumatologie und Neurologie) eines Universitätsklinikums durchgeführt. Dies erfolgte im Rahmen einer Vorher-Nachher-Studie mit einer dreimonatigen Nachbeobachtungsphase. Begleitend dazu wurde eine Prozessevaluation mit strukturierten Kurzbefragungen sowie Einzel- und Fokusgruppeninterviews mit ausgewählten Pflegenden, den Multiplikatoren sowie den ärztlichen und pflegerischen Leitungskräften durchgeführt.

In jeder Abteilung wurden eine Multiplikatorenschulung mit jeweils drei Pflegenden und eine Kurzschulung (mit sechs und neun Pflegenden) durchgeführt. Weitere Berufsgruppen (ärztliches Personal, Physiotherapeuten etc.) konnten nicht wie geplant für die Schulung gewonnen werden. Bezüglich der Häufigkeit von FEM kam es zu keiner nennenswerten Veränderung. Zu Beginn der Studie hatten vier von insgesamt 258 Patienten mindestens eine FEM in den zurückliegenden vier Wochen und am Studienende waren es zwei von 272 Patienten. Aussagen zur Wirksamkeit der Intervention lassen sich nicht ableiten. Aus Machbarkeitsgründen erfolgte die Erhebung der FEM anhand der Routinedokumentation. Es zeigte sich, dass andere FEM als Gurtfixierungen wie Bettgitter oder feste Stecktische an Rollstühlen, entgegen der Anweisung aus dem hausinternen Standard, nur selten oder nicht dokumentiert wurden und somit nicht aus der Dokumentation zu erheben sind.

Die Prozessevaluation ergab, dass der Multiplikatorenansatz von den Teilnehmenden als geeignet und praktikabel eingeschätzt wurde und als eine gute Ergänzung zu bereits bestehenden geriatrischen Konzepten gesehen wurde. Auch wenn die Inhalte der Schulungen bereits teilweise bekannt waren, lieferte die Schulung neue Impulse und sensibilisierte die Teilnehmenden für die Thematik. In einer Abteilung wurde von einem noch bewussteren Umgang mit dem Thema FEM bei den Pflegenden berichtet. In der anderen Abteilung wurden jedoch diesbezüglich keine Veränderungen wahrgenommen. Die Unterstützung durch die Leitungen sowie die Offenheit der Pflegenden wurde als förderlich beschrieben. Fehlende zeitliche und personelle Ressourcen sowie starre Klinikabläufe stellten hemmende Faktoren dar. Ebenso erschwerten mitunter die räumlichen Gegebenheiten den Einsatz von alternativen Hilfsmitteln, wie beispielsweise Sturzmatten.

Insgesamt erwies sich die Intervention als umsetzbar, auch wenn keine weiteren Berufsgruppen neben den Pflegenden einbezogen werden konnten. Hierzu müssen andere Strategien erprobt werden. Die Methode zur Erhebung der FEM-Daten erwies sich aufgrund der unzureichenden Dokumentation als nicht praktikabel. Weitere Studien sollten als Erhebungsmethode direkte Beobachtung von FEM durchführen. Durch die Pilotstudie wurden wichtige Informationen zur Praktikabilität und Umsetzbarkeit des Interventionsprogramms gewonnen. Eine Weiterentwicklung und Anpassung an weitere Fachabteilungen erscheint jedoch notwendig, um das Interventionsprogramm im Rahmen einer experimentellen Studie überprüfen zu können.

3.2.6 Fazit

Die Häufigkeit von FEM in Pflegeheimen hat sich über die Jahre hinweg verringert, wenngleich mitnichten von einer FEM-freien Pflege gesprochen werden kann und weiterhin Praxisvariation zu verzeichnen sind. Die kürzlich veröffentlichte Studie von Abraham et al. [13] hat in einer pragmatischen cRCT die Wirksamkeit eines bereits als wirksam erprobten Programmes und einer abgeleiteten Kurzversion untersucht. Die Ergebnisse waren enttäuschend. Die komplexe Intervention, die auf die Reduzierung von FEM durch Änderung der Pflegekultur abzielt, scheint in einer großen, nicht selektionierten Stichprobe von Pflegeheimen keine Wirksamkeit zu entfalten. Zwar gab es tendenziell eine größere Reduktion in beiden Interventionsgruppen im Vergleich zur Kontrollgruppe. Der Unterschied gegenüber einer optimierten Standardversorgung war jedoch nicht statistisch signifikant und geringer als vorab angenommen. Die Ausgangsprävalenz von FEM war in den Studiengruppen deutlich niedriger als in der vorhergehenden Interventionsstudie, sodass möglicherweise unter den gegebenen – vor allem personellen – Ausstattungsmerkmalen der Pflegeheime kaum noch eine bedeutsame Reduktion von FEM erzielt werden kann.

Eine Implementierung des leitlinienbasierten Interventionsprogramms könnte jedoch möglicherweise in Einrichtungen mit einer hohen Prävalenz, die einen Veränderungsprozess anstreben, zur Reduzierung von FEM beitragen. Dies legt zumindest die Studie von Köpke et al. [5] nahe. Die evidenzbasierte Leitlinie und die dazugehörigen Materialen [1] des erprobten Programms [13] sind weiterhin online frei verfügbar.

Wahrscheinlich bedarf es normativerer Ansätze, die deutlich machen, dass FEM keine angemessenen Maßnahmen in der Versorgung pflegebedürftiger Menschen sind.

FEM sind nunmehr Kriterium der Bewertung und öffentlichen Darstellung der Qualität von Pflegeeinrichtungen geworden [30]. Es bleibt abzuwarten, inwiefern dies bei Pflegeheimen, in denen FEM nach wie vor häufig angewendet werden, zu einem veränderten Handeln führt.

Der Fokus zukünftiger Untersuchungen sollte insbesondere auf das akutstationäre Setting gerichtet sein. Die Gründe für die Anwendung von FEM sind teilweise andere als in der stationären Langzeitpflege, wie z. B. die Sicherstellung von medizinischen Therapiemaßnahmen [20,24]. Aus pflegefachlicher Sicht sind FEM aber auch hier in vielen Fällen nicht gerechtfertigt. In welchem Ausmaß sie rechtlich legitimiert sind, ist vollkommen unklar. Entsprechende Untersuchungen fehlen bislang. Wie die Recherche für ein aktuell in Publikation befindliches Cochrane Review [31] gezeigt hat, steht die Entwicklung und Erprobung wirksamer Interventionen in diesem Versorgungsbereich noch aus.

Literatur

[1]   Köpke S, Möhler R, Abraham J, et al. Leitlinie FEM – Evidenzbasierte Praxisleitlinie. Vermeidung von freiheitseinschränkenden Maßnahmen in der beruflichen Altenpflege. Universität zu Lübeck & Martin-Luther-Universität Halle-Wittenberg, 2015.

[2]   Deutscher Ethikrat, Hrsg. Hilfe durch Zwang? Professionelle Sorgebeziehungen im Spannungsfeld von Wohl und Selbstbestimmung. Stellungnahme. Berlin: Deutscher Ethikrat; 2018:8.

[3]   BMFSFJ & BMG – Bundesministerium für Familie, Senioren, Frauen und Jugend & Bundesministerium für Gesundheit, Hrsg. Charta der Rechte hilfe- und pflegebedürftiger Menschen. Berlin: BMFSFJ; 2014.

[4]   Müller N, Pillmann P, Meyer G. Freiheitsentzug im Krankenhaus. Rechtliche Grundlagen. CNE. 2016;2:6–9.

[5]   Köpke S, Mühlhauser I, Gerlach A, et al. Effect of a guideline-based multicomponent intervention on use of physical restraints in nursing homes: a randomized controlled trial. JAMA. 2012;307(20):2177–2184.

[6]   Bleijlevens MH, Wagner LM, Capezuti E, Hamers JP. Physical restraints: consensus of a research definition using a modified delphi technique. J Am Geriat Soc. 2016;64(11):2307–2310.

[7]   Sink KM, Holden KF, Yaffe K. Pharmacological treatment of neuropsychiatric symptoms of dementia: a review of the evidence. JAMA. 2005;293(5):596–608.

[8]   Richter T, Mann E, Meyer G, Haastert B, Köpke S. Prevalence of psychotropic medication use among German and Austrian nursing home residents: a comparison of three cohorts. J Am Med Dir Assoc. 2012;13(2):187.e7–187.e13.

[9]   Richter T, Meyer G, Möhler R, Köpke S. Psychosocial interventions for reducing antipsychotic medication in care home residents. Cochrane Database Syst Rev. 2012, 12. (CD008634), doi: 10.1002/14651858.CD008634.pub2.

[10] Richter C, Berg A, Langner H, et al. Effect of person-centred care on antipsychotic drug use in nursing homes (EPCentCare): a cluster-randomised controlled trial. Age Ageing. 2019;48(3):419–425.

[11] Meyer G, Köpke S, Haastert B, Mülhauser I. Restraint use among nursing home residents: cross-sectional study and prospective cohort study. J Clin Nurs. 2009;18(7):981–990.

[12] MDS – Medizinischer Dienst des Spitzenverbandes Bund der Krankenkassen. 5. Pflege-Qualitätsbericht des MDS nach § 114a Abs. 6 SGB XI. Qualität in der ambulanten und stationären Pflege, Essen: MDS; 2017.

[13] Abraham J, Kupfer R, Behncke A, et al. Implementation of a multicomponent intervention to prevent physical restraints in nursing homes (IMPRINT): A pragmatic cluster randomized controlled trial. Int J Nurs Stud. 2019;96:27–34.

[14] Testad I, Mekki TE, Forland O, et al. Modeling and evaluating evidence-based continuing education program in nursing home dementia care (MEDCED)-training of care home staff to reduce use of restraint in care home residents with dementia. A cluster randomized controlled trial. Int J Geriatr Psychiatry. 2016;31(1):24–32.

[15] Huizing AR, Hamers JP, Gulpers MJ, Berger MP. A cluster-randomized trial of an educational intervention to reduce the use of physical restraints with psychogeriatric nursing home residents. J Am Geriatr Soc. 2009;57(7):1139–1148.

[16] Evans LK, Strumpf NE, Allen-Taylor SL, et al. A clinical trial to reduce restraints in nursing homes. J Am Geriatr Soc. 1997;45(6):675–681.

[17] Koczy P, Becker C, Rapp K, et al. Effectiveness of a multifactorial intervention to reduce physical restraints in nursing home residents. J Am Geriatr Soc. 2011;59(2):333–339.

[18] Testad I, Ballard C, Bronnick K, Aarsland D. The effect of staff training on agitation and use of restraint in nursing home residents with dementia: a single-blind, randomized controlled trial. J Clin Psychiatry. 2010;71(1):80–86.

[19] Meyer G, Köpke S. Important deviations from study protocol. J Am Geriatr Soc. 2011;59(7):1364–1365, author reply, 1365.

[20] Benbenbishty J, Adam S, Endacott R. Physical restraint use in intensive care units across Europe: the PRICE study. Intensive Crit Care Nurs. 2010;26(5):241–245.

[21] Krüger C, Mayer H, Haastert B, Meyer G. Use of physical restraints in acute hospitals in Germany: a multi-centre crosssectional study. Int J Nurs Stud. 2013;50(12):1599–1606.

[22] O'Flatharta T, Haugh J, Robinson SM, O'Keeffe ST. Prevalence and predictors of bedrail use in an acute hospital. Age Ageing. 2014;43(6):801–805.

[23] Heinze C, Dassen T, Grittner U. Use of physical restraints in nursing homes and hospitals and related factors: a crosssectional study. J Clin Nurs. 2012;21(7–8):1033–1040.

[24] Bower FL, McCullough CS, Timmons ME. A synthesis of what we know about the use of physical restraints and seclusion with patients in psychiatric and acute care settings: 2003 update. Online J Knowl Synth Nurs. 2003;10:1.

[25] Evans D, Wood J, Lambert L. Patient injury and physical restraint devices: a systematic review. J Adv Nurs. 2003;41(3):274–282.

[26] Sze TW, Chow YL, Koh SSL. The effectiveness of physical restraints in reducing falls among adults in acute care hospitals and nursing homes: a systematic review. JBI Database of Systematic Reviews. 2012;10(5):307–351.

[27] Strout TD. Perspectives on the experience of being physically restrained: an integrative review of the qualitative literature. Int J Ment Health Nurs. 2010;19(6):416–427.

[28] Bai X, Kwok TCY, Ip IN, et al. Physical restraint use and older patients' length of hospital stay. Health Psychol Behav Med. 2014;2(1):160–170.

[29] Craig P, Dieppe P, Macintyre S, et al. Developing and evaluating complex interventions: the new Medical Research Council guidance. Int J Nurs Stud. 2013;50(5):587–592.

[30] Wingenfeld K, Stegbauer C, Willms G, Voigt C, Woitzik R. Entwicklung der Instrumente und Verfahren für Qualitätsprüfungen nach §§ 114 ff. SGB XI und die Qualitätsdarstellung nach § 115 Abs. 1a SGB XI in der stationären Pflege. Abschlussbericht: Darstellung der Konzeptionen für das neue Prüfverfahren und die Qualitätsdarstellung. Bielefeld/Göttingen; 2018.

[31] Möhler R, Nürnberger C, Abraham J, Köpke S, Meyer G. Interventions for preventing and reducing the use of physical restraints of older people in general hospital settings. Cochrane Database Syst Rev 2016, 12, CD012476.

Anna Schwedler, Gisela Zenz

3.3 Gesetzliche Regelungsbedarfe zum Schutz älterer Menschen

3.3.1 Gewalt und Vernachlässigung sind keine Seltenheit

Aktuelle Studien haben zutage gebracht, dass Gewalt und Vernachlässigung gegenüber schutzbedürftigen älteren Menschen keine Seltenheit sind. Der Gesetzgeber hat auf dieses Phänomen noch nicht hinreichend reagiert. Indes ist der Staat verpflichtet, sich schützend vor den versorgungsabhängigen, pflegebedürftigen alten Menschen zu stellen, und hat grundsätzlich dafür Sorge zu tragen, dass dieser vor Gewaltanwendung geschützt wird.

3.3.2 Gewalt und Vernachlässigung von schutzbedürftigen Erwachsenen

Ausgangspunkt der sozialwissenschaftlichen Forschung zum Thema *elder abuse* in Deutschland sind die Arbeiten von Dieck aus den 80er Jahren. Neuere Erkenntnisse brachten die Forschungen des Teams von Görgen, welcher sich dem Thema seit dem Jahre 2000 intensiv widmet und die Forschungsarbeiten des ZQP. Trotz des zunehmenden Forschungsschwerpunktes fehlt es nach wie vor an verlässlichen repräsentativen Zahlen [6]. Schwierig ist zudem, dass die vorhandenen Prävalenzstudien nicht immer mit einheitlichen Begrifflichkeiten gearbeitet haben. Görgen et al. befragten 254 pflegende Angehörige, welche seit mindestens einem Jahr die Pflegeverantwortung übernommen hatten, ob und welche problematischen Verhaltensweisen im Rahmen der Pflege zutage traten. Die Ergebnisse dieser Befragung deuten darauf hin, dass problematisches Verhalten in der familialen Pflege keine Seltenheit ist, wobei der Bereich der finanziellen Schädigung in dieser Befragung explizit nicht erfasst wurde. Insgesamt berichteten 53,2 % der Befragten über problematische Verhaltensweisen, welche sie gegenüber den Pflegebedürftigen angewendet haben [7]. Pflegebedürftige scheinen besonders gefährdet zu sein, wenn die pflegenden Angehörigen zur Entlastung Alkohol konsumieren oder der Pflegebedürftige schwerstpflegebedürftig ist und sich gegenüber den Pflegenden körperlich oder verbal aggressiv verhält. Ein hoher Anteil der Befragten berichtete auch über aggressives Verhalten der Pflegebedürftigen [7]. Im Jahre 2018 befragte das ZQP insgesamt 1006 pflegende Angehörige zwischen 40 und 85 Jahren, ob und wie häufig sie selbst Gewalt gegenüber den Pflegebedürftigen ausgeübt haben. Gewalt wurde als körperliche Gewalt, verbale Aggression, Vernachlässigung sowie die Anwendung von FEM gegen den Willen der betroffenen Person definiert [8]. 32 % der Befragten gaben zu, selbst psychische Gewalt gegenüber dem Pflegebedürftigen ausgeübt zu haben [9]. 11 % räumten Vernachlässigung und 12 % körperliche Gewalt ein [9]. Pflegebedürftige mit demenziellen Erkrankungen scheinen häufiger häuslicher Gewalt ausgesetzt zu sein [10].

3.3.3 Rechtliche Schutzkonzepte

Verfassungsrechtliche Dimension

Ausgangspunkt ist insoweit, wie auch das BVerfG wiederholt ausgeführt hat [11], dass das Grundrecht auf Leben und körperliche Unversehrtheit aus Art. 2 Abs. 2 S. 1, Art. 1 Abs. 1 GG den Einzelnen nicht nur vor entsprechenden staatlichen Eingriffen schützen soll, sondern den Staat und seine Organe auch dazu verpflichten soll, sich schützend vor seine Bürger zu stellen [12]. Schließlich gewähren die Grundrechte nicht nur subjektive Abwehrrechte gegen staatliche Eingriffe in die geschützten Rechtsgüter, sondern stellen zugleich eine objektive Wertentscheidung der Verfassung dar [13]. Je hochrangiger das betroffene Rechtsgut innerhalb der Werteordnung des Grundgesetzes ist, umso ernster muss der Staat seine Schutzverpflichtung nehmen [14]. Dem

menschlichen Leben kommt innerhalb der grundgesetzlichen Ordnung selbstver-
ständlich ein Höchstwert zu, so dass der Staat diesbezügliche Schutzverpflichtungen
immer ernst nehmen muss. Das BVerfG stellte bereits im Jahre 1977 fest, dass diese
Schutzpflicht auch umfassend sein muss, so dass es dem Staat auch geboten sei, den
Einzelnen vor rechtswidrigen Eingriffen von Seiten Dritter zu bewahren [15]. Aus der
umfassenden Schutzpflicht des Staates könne allerdings keine Aufforderung zur Auf-
stellung eines absoluten Schutzes gefordert werden. Die Verpflichtung des Staates sei
auf die *Gewährleistung eines bestmöglichen Schutzes* begrenzt [16]. Der Gesetzgeber
habe sich dabei zu orientieren an *„der Art, Nähe und dem Ausmaß möglicher Gefahren,
der Art und dem Rang des verfassungsrechtlich geschützten Rechtsguts"* sowie an den
schon vorhandenen Regelungen [17].

„Wie die staatlichen Organe ihre Verpflichtung zu einem effektiven Schutz des Lebens erfüllen, ist von ihnen grundsätzlich in eigener Verantwortung zu entscheiden.
Sie befinden darüber, welche Schutzmaßnahmen zweckdienlich und geboten sind,
um einen wirksamen Lebensschutz zu gewährleisten" [18,19]. Festzuhalten ist daher,
dass das Grundrecht auf Leben und körperliche Unversehrtheit den Staat grundsätzlich zu dem Erlass von Schutzgesetzen verpflichtet. Die erlassenen Gesetze sind auch
zu überprüfen und gegebenenfalls nachzubessern. Allerdings steht dem Gesetzgeber
ein großer Gestaltungsspielraum hinsichtlich der Ausgestaltung der Schutzgesetze
zu. Gleichwohl muss der Gesetzgeber beachten, dass sich diese legislative Freiheit zu
einer konkreten Schutzpflicht verdichten kann. Dies kann vor allem bei *einwilligungs-
unfähigen Personen* der Fall sein, welche tatsächliche Hilfe durch Dritte benötigen.
Entscheidend ist dann, ob die vorhandenen Regelungen einen *effektiven Lebensschutz gewährleisten* oder nicht.

Bestandsaufnahme des geltenden Rechts zum Schutz von älteren Menschen

Die Suche nach einem rechtlichen Schutzkonzept ist äußerst komplex. Schließlich
sind viele Gesetzestexte vorhanden, deren Ziel es u. a. ist, ältere, schutzbedürftige
Menschen zu unterstützen und ihnen zu helfen. Zu nennen sind dabei beispielsweise das SGB XI, die Heimgesetze der Länder, das Betreuungsrecht, das Gewalt-
schutzgesetz, das Pflegezeit- und das Familienpflegezeitgesetz. Jedoch sind die
angebotenen Unterstützungen, Hilfen, Kontrollen und Interventionsmöglichkeiten
im Rahmen der familialen Versorgung hochaltriger Menschen rechtlich bisher unzureichend entwickelt und werden – soweit vorhanden – unzureichend in die Praxis
umgesetzt [20,21]. Ansprüche auf Beratung, die der Überlastung und damit auch
Versorgungsmängeln und Gewalt vorbeugen könnten, haben keinen expliziten Bezug zum Thema Gewalt und Vernachlässigung. Die Kontrollen der Pflegequalität
mit Hilfe von „Beratungsbesuchen" durch Ambulante Dienste, wie sie das Pflege-
versicherungsrecht vorsieht, sind nicht auf „Gefährliche Pflege" ausgerichtet und
erweisen sich generell als wenig effizient. Die Heimaufsicht ist für die rein private Fa-
milienpflege nicht zuständig. Für eine spezielle Gruppe Pflegebedürftiger, nämlich

für rechtlich betreuungsbedürftige Menschen, insbesondere Menschen mit Demenz, sollen gesetzlich Betreuende und Betreuungsgerichte deren „Wohl" gewährleisten. Die Ressourcen von Betreuenden und Gerichten reichen aber bei weitem nicht aus. Interventionsmöglichkeiten bei der Gefährdung eines Pflegebedürftigen gibt es nach Straf- und Polizeirecht sowie nach dem Gewaltschutzgesetz. Sie können aber von alten Menschen kaum aus eigener Kraft aktiviert werden und bieten keine nachhaltige Hilfe. Für hilfeorientierte Interventionen durch Behörden und Gerichte fehlen materiell- und verfahrensrechtliche Grundlagen, die Ermittlungen und Maßnahmen zur Abwendung einer Gefährdung des Wohls des alten Menschen, auch gegen den Willen pflegender Angehöriger, ermöglichen würden.

Vergleich mit dem Kinderschutzrecht

Im Vergleich zur Gruppe der alten pflegebedürftigen Menschen ist der Schutz von Kindern und Jugendlichen weitgehend gesetzlich ausgeformt [22,23]. Diesbezüglich besteht ein konkreter Verfassungsauftrag: Es gilt das staatliche Wächteramt, Art. 6 Abs. 2 S. 2 GG. Pflege und Erziehung der Kinder sind zwar das natürliche Recht der Eltern und die ihnen zuvörderst obliegende Pflicht, Art. 6 Abs. 2 S. 1 GG, doch die staatliche Gemeinschaft wacht über ihre Betätigung. Gesetzliche Regelungen des Kinderschutzes finden sich sowohl im Kinder- und Jugendhilferecht sowie im Familien- und Verfahrensrecht. Die Jugendhilfe soll u. a. Kinder vor Gefahren schützen. Ziel des Achten Sozialgesetzbuches (SGB VIII) ist es insbesondere, Defizite bei der Erziehung und der Entwicklung von Kindern zu kompensieren [24]. In erster Linie umfassen die Maßnahmen, die das Jugendamt ergreifen kann und muss, Leistungsangebote und Kontroll- und Ermittlungspflichten. Allerdings bleibt es auch insoweit beim Vorrang des elterlichen Erziehungsrechts, vgl. § 1 Abs. 2 SGB VIII. Die staatlichen Maßnahmen des SGB VIII sind daher überwiegend freiwillig und können in der Regel nicht gegen den Willen der Eltern durchgesetzt werden [25]. Verletzen die Eltern jedoch ihre Erziehungspflicht und sorgen nicht freiwillig für Abhilfe, kann über das Jugendamt das Familiengericht eingeschaltet werden, § 8a Abs. 2 SGB VIII. Indes ist auch die zwangsweise Inobhutnahme eines Kindes von Seiten des Jugendamtes unter den strengen Voraussetzungen der §§ 8a Abs. 2 S. 2, 42 ff. SGB VIII möglich.

Das Zivilrecht statuiert in § 1631 Abs. 2 BGB das Recht des Kindes auf gewaltfreie Erziehung. Außerdem sehen die §§ 1666 f. BGB die Grundlagen für gerichtliche Anordnungen gegenüber den Eltern vor, wenn bestimmte Maßnahmen erforderlich erscheinen, um eine konkrete Kindeswohlgefährdung abzuwenden. Als Ultima Ratio kann das Familienrecht den Entzug der elterlichen Sorge anordnen. Die verfahrensrechtlichen Normen des Gesetzes über das Verfahren in Familiensachen und in den Angelegenheiten der freiwilligen Gerichtsbarkeit (FamFG) sichern zudem die rechtliche Stellung aller Beteiligten, insbesondere der Kinder, während des Verfahrens. Besonders wichtig für den Bereich des Kindesschutzes ist das Gesetz zur Kooperation und Information im Kinderschutz (KKG), welches Ende 2011 erlassen wurde. Kernstück des Gesetzes ist die Verwirklichung eines Angebots von „Frühen Hilfen" für junge Familien, § 1 Abs. 4 S. 2 KKG sowie die Erlaubnis der Datenübermittlung an die Jugendämter, insbesondere durch Ärztinnen und Ärzte.

Rechtliche elder abuse – Schutzkonzepte in den USA

In den USA gibt es seit den 1960er Jahren bundesstaatliche Bestrebungen, ältere Menschen insgesamt besser zu schützen. Zudem erleichtern seit den 1970er Jahren finanzielle Förderungen von Seiten des Staates den Aufbau der Erwachsenenschutzdienste (adult protective services). Es soll ein kurzer Überblick über die Gesetzeslage im Bundesstaat Washington erfolgen, in welchem ein eigenes Schutzgesetz zum Schutz vor elder abuse vorhanden ist. Das Gesetz – Revised Code of Washington (RCW) 74.34.005 – stellt zunächst klar, dass vulnerable Erwachsene, Opfer von *abuse, neglect, financial exploitation* oder *abandonment* werden können. RCW 74.34.020 enthält hierfür folgende Definition: *„Abuse means the willfull action or inaction that inflicts injury, unreasonable confinement, intimidation or punishment on a vulnerable adult. Abuse includes sexual abuse, mental abuse, physical abuse and personal exploitation of a vulnerable adult. "* Die sogenannten *mandated reporters* sind im Fall des Verdachts von *abuse, neglect, financial exploitation* oder *abandonment* verpflichtet, einen Bericht entweder an das *Department of Health* oder an die Strafverfolgungsbehörde (local law enforcement) zu erstatten, RCW 74.34.035. Das Gesetz schreibt konkret vor, wie dieser Bericht zu erstellen ist (RCW 74.34.040) und was passiert, wenn die Berichtspflicht verletzt wird (RCW 74.34.53). RCW 74.34.067 zählt die nächsten Maßnahmen, welche zu ergreifen sind, explizit auf: zunächst muss eine Ermittlung (investigation) des Sachverhalts erfolgen, wenn möglich mittels eines persönlichen Interviews mit dem Betroffenen und sinnvoller Weise in Kooperation mit den adult protective services und der Polizei. Wenn es sinnvoll erscheint, sollten auch Interviews mit der Einrichtung und/oder den Familienangehörigen geführt werden. Kommt das Department zu dem Ergebnis, dass abuse, neglect, financial exploitation oder abandonment vorliegt, muss der Betroffene gemäß RCW 74. 34.067 über sein Recht, die Angebote der adult protective services (APS) zurückweisen zu dürfen, informiert werden. Dadurch wird der hohe Stellenwert des Selbstbestimmungsrechts des Einzelnen zur Geltung gebracht. Diese Beachtung des Selbstbestimmungsrechts stellt die Mitarbeiter der APS vor eine große Herausforderung. Sie müssen zwischen der vorhandenen und der nicht vorhandenen Urteilsfähigkeit des Betroffenen differenzieren. Sollte die Urteilsfähigkeit vorliegen, darf auf den Betroffenen kein Zwang zur Annahme von Hilfeleistungen angewendet werden. Dies gilt selbst angesichts einer drohenden Gefährdung für den Betroffenen. Der Schwerpunkt der Aufgaben liegt dann darin, den Betroffenen behutsam von der Notwendigkeit der Inanspruchnahme der Hilfeleistungen zu überzeugen. Sollte der Betroffene dagegen nicht urteilsfähig sein, können die Hilfeleistungen sofort angeboten werden. Diese grobe Einteilung lässt sich zwar theoretisch gut darstellen, ist jedoch in der Praxis kaum anwendbar.

Gerade weil die Urteilsfähigkeit zustandsabhängig sein kann, gibt es einen großen „grauen Bereich" zwischen urteilsfähig und nicht urteilsfähig. Die Arbeit in dieser Grauzone wird auch als eines der Herzstücke der Mitarbeiter der APS bezeichnet [26]. Stimmt der Betroffene dagegen den angebotenen Maßnahmen der APS zu, muss die Behörde sicherstellen, dass diese auch tatsächlich vorhanden sind. Zu den Interventionsmaßnahmen der APS gehören zum Beispiel das Erstellen eines Hilfeplanes, die Zurverfügungstellung einer Notunterkunft, die Vermittlung von medizinischer oder juristischer Hilfe sowie ergänzende Dienstleistungen. Darüber hinaus sollen die Interventionsmaßnahmen auch im Rahmen eines Monitoring-Systems von den APS – Mitarbeitern überprüft werden. Nach RCW 74.34.110 besteht die Möglichkeit einen Antrag vor Gericht auf Erlass einer Schutzmaßnahme zu stellen (civil protection order). Antragsteller kann die betroffene Person selbst sein. Ebenso können (vorhandene) Betreuende, das Department, ein neutraler Sachwalter oder eine Person iSd RDW 74.34.020 den Antrag stellen. Dies kann jede Person sein, die im Interesse des Betroffenen handelt und gutgläubig ist, dass eine gerichtliche Anordnung notwendig und der Betroffene unfähig ist, sich selbst zu schützen. Das Gericht kann gemäß RCW 74.34.130 verschiedene Schutzmaßnahmen ergreifen. In Betracht kommen Unterlassungsanordnungen, Kommunikations- und Besuchsverbote sowie die Zahlung eines Bußgeldes. Der Verstoß hiergegen stellt eine strafbare Handlung dar.

Gegenüberstellung

Es fällt schnell auf, dass sowohl im Bereich des deutschen Kindesschutzes als auch im Bereich des amerikanischen Erwachsenenschutzes umfangreiche rechtliche Schutzkonzepte vorhanden sind. Die rechtlichen Schutzkonzepte erstrecken sich dabei von präventiven Angeboten bis hin zu rechtlichen Interventionsmaßnahmen. Im Vordergrund steht dabei stets die hilfeorientierte – nicht strafende – Intervention. In den USA spielen die Meldepflichten eine wichtige Rolle, um Fälle von *elder abuse* aufzudecken. Im Bereich des deutschen Kindesschutzes gibt es zwar keine Meldepflichten, jedoch gibt es eine Meldebefugnis, wodurch deutlich wird, dass die Weitergabe der Daten kein Verstoß gegen z. B. die ärztliche Schweigepflicht darstellt. Ein wesentlicher Unterschied besteht indes darin, dass sowohl in Deutschland im Bereich des Kindesschutzes als auch in den USA im Bereich von elder abuse *Behörden errichtet wurden*, bei welchen Fälle von Gefährdungen zu melden sind und welche bei Verdacht zur *Ermittlung des Sachverhaltes* verpflichtet sind. Zwar sind derzeit zahlreiche Stellen vorhanden, die mit dem Pflegeverhältnis in Berührung kommen, allerdings sind deren Zuständigkeitsbereiche hinsichtlich der Missstände in der Pflege nicht hinreichend klar. Eine klare Zuständigkeitszuweisung ergibt sich auch aus den Gesetzen nicht [27].

Weiterhin gilt es zu bedenken, dass im Falle der Erfolglosigkeit angebotener Hilfsmaßnahmen, z. B. durch die Vermittlung einer Kurzzeitpflege nach § 39 SGB XI, keine Stelle vorhanden ist, welche weitergehende Maßnahmen anordnen kann. Im

Bereich des Kindesschutzrechts hat dagegen das Familiengericht die Möglichkeit, ge-richtliche Maßnahmen nach § 1666 BGB anzuordnen. Allerdings sind alte Menschen keine Kinder. Gesetzliche Differenzierungen sind daher notwendig. Im Bereich der möglichen Interventionsmaßnahmen werden in den USA – ähnliche Maßnahmen sieht auch das deutsche Gewaltschutzgesetz vor – mittels sogenannter *protection orders* Kommunikationssperren oder Wegweisungen gegen den gewalttätigen Täter verhängt. Indes können im Unterschied zu Deutschland diese *protection orders* von einem erweiterten Personenkreis beantragt werden, während das deutsche Gewalt-schutzgesetz den Antrag der verletzten Person selbst voraussetzt.

3.3.4 Fazit

Es hat sich gezeigt, dass die rechtlichen Rahmenbedingungen zum Schutz vor Ge-walt im Rahmen eines häuslichen Pflegeverhältnisses und zu deren Aufdeckung ver-gleichsweise unzureichend sind. Aufgrund der bereits existierenden Strukturen des Kindesschutzrechts sowie des Betreuungsrechts und des Gewaltschutzgesetzes muss nichts völlig Neues erfunden werden. Bereits die Aufgabenerweiterung einer vorhan-denen Stelle könnte sich im Sinne eines ersten Schrittes als effektiv erweisen, ältere Menschen in der häuslichen Pflege besser zu schützen.

Literatur

[1] BVerfG – Bundesverfassungsgericht. Keine Beschränkung ärztlicher Zwangsbehandlung auf untergebrachte Betreute. NJW. 2017;1–2:53–60.
[2] BVerfG – Bundesverfassungsgericht. Nachbesserung von Gesetzen gegen den Fluglärm. NJW. 1981;31:1655–1659.
[3] BVerfG – Bundesverfassungsgericht. Verfassungsrechtliche Relevanz von atomrechtlichen Ver-fahrensvorschriften. NJW. 1980;14:759–769.
[4] BVerfG – Bundesverfassungsgericht. Schwangerschaftsabbruch; „Fristenlösung". Beschluss vom 25. Februar 1975, Entscheidungen des BVerfG Band 39, 1–95 (42).
[5] BVerfG – Bundesverfassungsgericht. Verfassungsmäßigkeit des Atomgesetzes. Beschluss vom 8. August 1978, Entscheidungen des BVerfG Band 49, S. 89–148 (142).
[6] Konopik N, Schulz L, Halscheidt A, Oswald F. Interdisziplinäre Untersuchung zu Rechtsschutz-defiziten und Rechtsschutzpotentialen bei Versorgungsmängeln in der häuslichen Pflege alter Menschen (VERA) – Sozialwissenschaftliche Analyse zum Forschungsprojekt. Frankfurt am Main: Goethe Universität Frankfurt am Main/ Frankfurter Forum für inter-disziplinäre Alters-forschung; 2018. https://www.pflegebevollmaechtigter.de/files/upload/ pdfs_Veranstal-tungen/04_VERA-Sozwiss.% 20Analyse-2019–04–10-send.pdf [letzter Zugriff: 12.06.2019]
[7] Görgen T, Herbst S, Kotlenga S, Nägele B, Rabold S. Ergebnisse der Studie. In: BMFSFJ – Bun-desministerium für Familie, Senioren, Frauen und Jugend, Hrsg. Kriminalitäts- und Gewalt-erfahrungen im Leben älterer Menschen – Zusammenfassung wesentlicher Ergebnisse einer Studie zu Gefährdungen älterer und pflegebedürftiger Menschen, Berlin: BMFSFJ; 2009:32.

[8] Eggert S, Schnapp P, Sulmann D. ZQP-Analyse Aggression und Gewalt in der informellen Pflege. Berlin: Zentrum für Qualität in der Pflege (ZQP); 2018;7

[9] Eggert S, Schnapp P, Sulmann D. ZQP-Analyse Aggression und Gewalt in der informellen Pflege. Berlin: Zentrum für Qualität in der Pflege (ZQP); 2018;8:18 ff.

[10] Eggert S, Schnapp P, Sulmann D. ZQP-Analyse Aggression und Gewalt in der informellen Pflege. Berlin: Zentrum für Qualität in der Pflege (ZQP); 2018;8:20.

[11] Zuletzt BVerfG, Beschluss vom 26.07.2016 – Az. 1 BvL 8/15. NJW. 2017:53–60.

[12] Moritz S. Staatliche Schutzpflichten gegenüber pflegebedürftigen Menschen. Baden-Baden: Nomos; 2013: 96 ff.

[13] Isensee J, Kirchhof P. Handbuch des Staatsrechts der Bundesrepublik Deutschland, Band IX, 3. Auflage Heidelberg: C. F. Müller; 2009: 518f.

[14] BVerfG – Bundesverfassungsgericht. Schwangerschaftsabbruch; „Fristenlösung". Beschluss vom 25. Februar 1975, Entscheidungen des BVerfG Band 39, 1–95 (42).

[15] BVerfG – Bundesverfassungsgericht. Grenzen verfassungsgerichtlicher Kontrolle bei der Bekämpfung lebensbedrohender terroristischer Erpressungen. NJW. 1977;49:2255.

[16] BVerfG – Bundesverfassungsgericht. Verfassungsmäßigkeit des Atomgesetzes. Beschluss vom 8. August 1978, Entscheidungen des BVerfG Band 49, 89–148 (142).

[17] BVerfG – Bundesverfassungsgericht. Verfassungsmäßigkeit des Atomgesetzes. Beschluss vom 8. August 1978, Entscheidungen des BVerfG Band 49, 89–148 (142).

[18] BVerfG – Bundesverfassungsgericht. Grenzen verfassungsgerichtlicher Kontrolle bei der Bekämpfung lebensbedrohender terroristischer Erpressungen. Urteil vom 16. 10. 1977, NJW. 1977;49:2255.

[19] BVerfG – Bundesverfassungsgericht. Keine Beschränkung ärztlicher Zwangsbehandlung auf untergebrachte Betreute. Beschluss vom 26. Juli 2016 – Az. 1 BvL 8/15. NJW. 2017;1–2:53–60.

[20] Wellenhofer M, Schwedler A, Oswald F, Konopik N, Zenz G, Salgo L. Interdisziplinäre Untersuchung zu Rechtsschutzdefiziten und Rechtsschutzpotentialen bei Versorgungsmängeln in der häuslichen Pflege alter Menschen (VERA). BtPRax. 2019;2:43–46.

[21] Schwedler A, Wellenhofer M. Rechtswissenschaftlicher Abschlussbericht zum Forschungsprojekt: Interdisziplinäre Untersuchung zu Rechtsschutzdefiziten und Rechtsschutzpotentialen bei Versorgungsmängeln in der häuslichen Pflege alter Menschen (VERA). https://www.pflegebevollmaechtigter.de/files/upload/pdfs_Veranstaltungen/ReWi_VERA_11.4.19.pdf [letzter Zugriff: 04.03.2020].

[22] Zenz G. Autonomie und Abhängigkeit – familienrechtliche Schutzbelange im Alter. In: Igl G, Klie T, Hrsg. Das Recht der älteren Menschen. Baden-Baden: Nomos; 2013: 131–172.

[23] Zenz G. Gewaltschutz im Alter – Ethik und Recht vor neuen Herausforderungen. In: Götz I, Schwenzer I, Seelmann K, Taupitz J, Hrsg. Familie – Ethik – Recht. München: C. H.Beck; 2014: 953–962.

[24] Luthe EW, Nelissen G. Juris Praxiskommentar SGB VIII, Kinder- und Jugendhilfe. Saarbrücken: juris; 2014: § 1 Rn. 57.

[25] Luthe EW, Nelissen G. Juris Praxiskommentar SGB VIII, Kinder- und Jugendhilfe. Saarbrücken: juris; 2014: § 1 Rn. 15.

[26] Mixton P. An Adult Protective Services Perspective. J Elder Abuse Neglect. 1995;7(2–3):69–87.

[27] Brucker, U. Gewaltfreie Pflege – Prävention vor Elder Abuse. BtPRax. 2018;4:207–212.

Christian Teubner, Ralf Suhr

3.4 Potenziale zur Prävention von Gewalt gegen Pflegebedürftige durch Hausärztinnen und Hausärzte

3.4.1 Forschungsstand

In der Prävention von Gewalt gegen ältere Menschen kann Hausärzten eine wichtige Rolle zukommen [1], denn diese stehen in einem engen, vertrauensvollen Kontakt mit potenziell Betroffenen. So gaben 2019 insgesamt über drei Viertel der Bevölkerung in Deutschland zwischen 60 und 79 Jahren an, innerhalb der letzten zwölf Monate mindestens einmal beim Hausarzt gewesen zu sein [2; eigene Berechnungen]. Davon hatten mehr als zwei Drittel drei oder mehr Hausarztkontakte innerhalb des letzten Jahres. Es wird geschätzt, dass im Durchschnitt unter 20 älteren Patienten, die eine Ärztin oder einen Arzt sehen, sich ein Opfer von Gewalt befindet [3]. Auch das besondere Vertrauensverhältnis, durch welches die Arzt-Patienten-Beziehung gekennzeichnet ist [4], spricht für ein solches präventives Potenzial von Hausärzten. Die Qualität der Arzt-Patient-Beziehung wird hierbei von der großen Mehrheit der Patienten in Deutschland als gut beurteilt [5]. In einer repräsentativen Befragung von Patienten hausärztlicher Praxen stimmten 2013 jeweils rund vier Fünftel der Aussage „Ich vertraue meinem Arzt" und „Ich kann mit meinem Arzt gut reden" eher oder völlig zu.

Auch die vorliegenden wenigen internationalen Forschungsergebnisse unterstreichen ein hausärztliches Potenzial bei der Prävention von Gewalt gegen Ältere. So gab die Mehrheit der befragten Hausärzte in Ohio (USA) [6] an, dass Hausärzte besser als andere Gesundheitsprofessionen den Missbrauch älterer Menschen erkennen und behandeln könnten. Für Irland wurde zugleich gezeigt, dass drei Viertel aller entdeckten Gewaltereignisse gegen ältere Menschen in der Häuslichkeit durch einen Hausarzt aufgedeckt worden sind [7].

Zu den Fragen, ob und inwieweit das Thema der Prävention von Gewalt gegen ältere Menschen aktuell Berücksichtigung in deutschen Hausarztpraxen findet, liegen keine Erkenntnisse vor. Aus internationalen Untersuchungen ist bekannt, dass das Thema Gewalt in der hausärztlichen Versorgung älterer Menschen bisher anamnestisch nicht systematisch berücksichtigt wird [8]. Nur rund jeder Siebte fragt Patienten regelmäßig nach erfahrener Gewalt. Zugleich wird auch nur ein geringer Anteil von Verdachtsfällen tatsächlich gemeldet [7,9]. Hierbei wird ärztlicherseits als Begründung angeführt, man wolle sich vor einer Anzeige erst vollständig sicher sein, um die Arzt-Patienten-Beziehung durch Ansprechen eines – im Ergebnis eventuell unbegründeten – Verdachts nicht zu belasten [8].

Körperliche Anzeichen für Misshandlung sind oft schwer oder sogar gar nicht erkennbar, und missbrauchstypische sind oftmals auch kaum von alterstypischen Symptomen zu unterscheiden [10]. Dies erschwert die Diagnose von Gewalt [9,11].

Zugleich dürften beim Erkennen und bei der Meldung von Missbrauchsfällen auch fehlendes Wissen und Unsicherheit hinsichtlich des weiteren Vorgehens als Hemmfaktoren wirken. Internationale Studien weisen diesbezüglich auf ärztliche Fortbildungsbedarfe und geringes Wissen zu Fragen der Gewalt gegen ältere Menschen hin [6,8,9,12]. Zugleich konnte – für Psychiater in der Ausbildung in England – ein positiver Effekt von Trainingsmaßnahmen beim Erkennen von Anzeichen des Missbrauchs älterer Patienten und auf die Sicherheit im Umgang mit Missbrauchsfällen gezeigt werden [13].

Die vorliegenden Ergebnisse aus der internationalen Forschung zeigen damit Potenziale von Hausärzten bei der Prävention von Gewalt gegen ältere Menschen auf. Für Deutschland liegen vergleichbare Erkenntnisse, z. B. in Bezug auf das Wissen von Hausärzten zum Thema Gewalt gegen ältere Menschen, bisher nicht vor. Ebenso wenig ist bekannt, welche Rolle Hausärzte in Deutschland für sich selbst im Kontext der Gewaltprävention sehen.

Das ZQP hat 2016 eine repräsentative Befragung unter Hausärzten in Deutschland [15] zur Erfassung von (1) Einstellungen, inwieweit es zur Verantwortung des Hausarztes zählt, zur Verringerung von Gewalt gegen pflegebedürftige ältere Menschen beizutragen, (2) Fortbildungsinteressen sowie (3) den bevorzugten Fortbildungsformaten zum Thema Gewalt gegen Pflegebedürftige durchgeführt. Diese Untersuchung fokussiert damit auf Gewalt gegen eine Gruppe älterer Menschen, für welche ein erhöhtes Gefährdungspotential für Gewalterfahrungen besteht [3]. Ausgewählte Ergebnisse dieser Befragung werden im Folgenden dargestellt.

3.4.2 Prävention durch Hausärzte

3.4.2.1 Methodisches Vorgehen

Das ZQP befragte zwischen September und Dezember 2016 in einer Querschnittserhebung hausärztlich tätige Allgemeinmediziner, Internisten und praktische Ärzte in Deutschland postalisch zu ihrer Einstellung zur Verantwortung von Hausärzten bei der Diagnose und Prävention von körperlicher Gewalt gegen Pflegebedürftige bzw. Vernachlässigung von älteren pflegebedürftigen Menschen sowie zu subjektiven Fortbildungsbedarfen im Hinblick auf beide Gewaltformen. Hierbei wurde auf Grundlage sozialpsychologischer Forschungserkenntnisse [14] angenommen, dass die betrachteten Einstellungen ein guter Prädiktor dafür seien, wie ein Hausarzt in einer Situation, in der er mit dem Thema Gewalt gegen Pflegebedürftige konfrontiert wird, tatsächlich vorgeht. Die Auswahl der Ärzte erfolgte durch einfache Zufallsstichprobe. Zu jeder der beiden Gewaltformen wurde der entsprechende Fragebogen an jeweils 1.700 Ärzte versandt. Körperliche Gewalt wurde als „körperliche Aggressionen, die zu Verletzungen führen können, z. B. Schlagen" definiert, Vernachlässigung als „die Nichterfüllung pflegerischer Pflichten durch pflegende Personen, z. B. mangelhafte Wundversorgung oder Nahrungsentzug". Knapp jeder fünfte angeschriebene Hausarzt sandte den Fragenbogen zurück; Rückläufer wurden bei den Auswertungen nicht berücksichtigt, wenn weniger als 80 % der gestellten Fragen beantwortet worden waren (für detaillierte Angaben zur Methodik sowie zum Datensatz siehe [15–17]).

3.4.2.2 Einstellungen zur Verantwortung von Hausärzten

Die Befragten wurden gebeten, sich zu sechs verschiedenen Aussagen zur Verantwortung von Hausärzten bei Gewalt gegenüber pflegebedürftigen Patient/-innen zu positionieren (Tab. 3.1).

Im Ergebnis schätzen die Teilnehmenden die hausärztliche Verantwortung bei körperlicher Gewalt gegen Pflegebedürftige bzw. Vernachlässigung pflegebedürftiger Patienten hierbei allgemein hoch ein (Abb. 3.1). Der größte Teil der Befragten (Körperliche Gewalt: 87 %; Vernachlässigung: 77 %) stimmte der Aussage „völlig" zu: „Wenn ein Hausarzt erfährt, dass ein pflegebedürftiger Patient Opfer von [Gewaltform] geworden ist, muss er alles dafür tun, dass sich das nicht wiederholt". Allerdings gab es zwei Ausnahmen zu dieser wahrgenommenen hohen hausärztlichen Verantwortung: deutlich weniger Probanden sahen den Hausarzt als verantwortlich, gegen die Ursachen von körperlicher Gewalt bzw. Vernachlässigung vorzugehen („stimme völlig zu": Körperliche Gewalt 29 % [Mittelwert: 2,36]; Vernachlässigung 24 % [Mittelwert: 2,34]); gleiches galt für eine routinemäßige, anlasslose Untersuchung auf Gewaltereignisse („stimme völlig zu": Körperliche Gewalt 21 % [Mittelwert: 2,06]; Vernachlässigung 21 % [Mittelwert: 2,54].

Tab. 3.1: Einstellungen zum Thema Gewalt gegen pflegebedürftige Patienten (vgl. [15]).

Einstellung	Kurzform
Wenn ein Hausarzt erfährt, dass ein pflegebedürftiger Patient Opfer von [Gewaltform] geworden ist, muss er alles dafür tun, dass sich das nicht wiederholt.	alles tun gegen Wiederholung
Ein Hausarzt muss versuchen, weitere [Gewaltform] gegenüber dem Pflegebedürftigen zu verhindern, auch wenn hierdurch Konflikte zwischen dem Arzt und den pflegenden Personen entstehen.	verhindern, auch wenn Konflikte
Es gehört zu den Pflichten eines Hausarztes, gegen [Gewaltform] in Pflegebeziehungen seiner Patienten vorzugehen.	Vorgehen ist Pflicht
Wenn ein Hausarzt erfährt, dass eine pflegende Person gegen eine pflegebedürftige Person [Gewaltform] ausübt, muss der Hausarzt dagegen vorgehen.	HA muss dagegen vorgehen
Ein Hausarzt ist verantwortlich dafür, gegen die Ursachen von [Gewaltform] pflegebedürftiger Patienten vorzugehen.	verantwortlich, gegen Ursachen vorzugehen
Ein Hausarzt sollte pflegebedürftige Patienten grundsätzlich daraufhin untersuchen, ob sie [Gewaltform] erfahren, auch wenn es hierfür keine Anzeichen gibt.	Untersuchung auch ohne Anzeichen

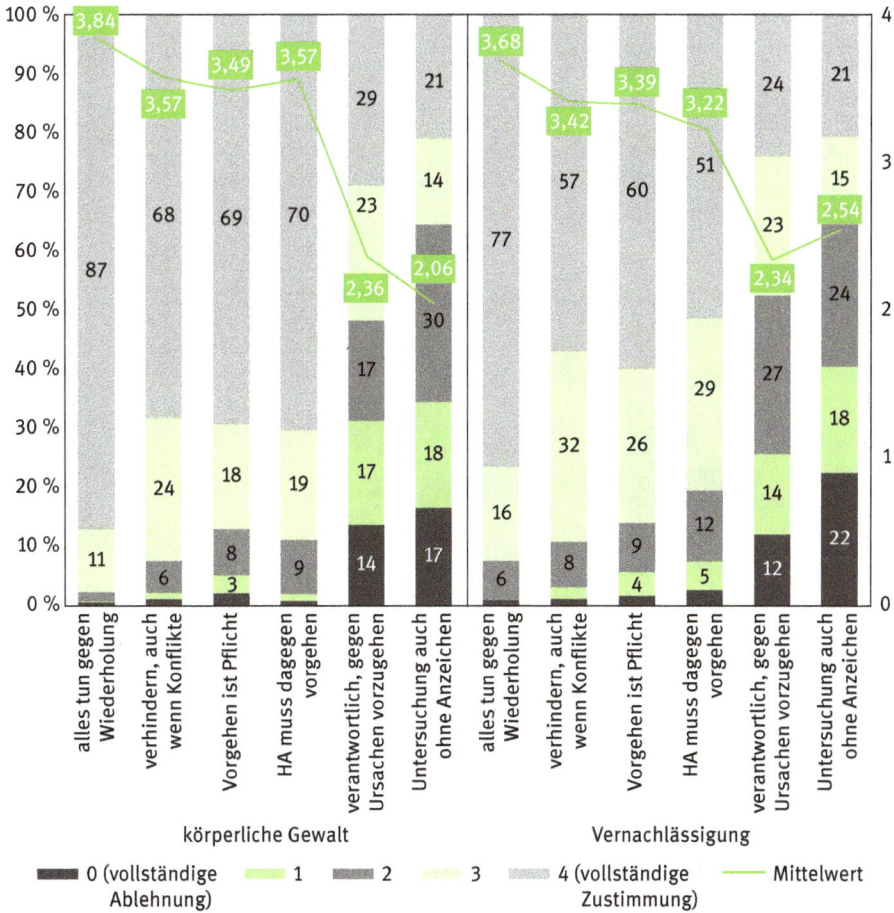

Abb. 3.1: Einstellungen der Hausärzte zur Verantwortung bei Gewalt gegen pflegebedürftige Patienten (n = 589).

3.4.2.3 Subjektive Sicherheit der Hausärzte hinsichtlich des Vorgehens im Verdachtsfall

Um eine aktive Rolle in der Prävention von Gewalt gegen ältere pflegebedürftige Menschen einnehmen zu können, sollten sich Hausärzte sicher sein, wie sie im Verdachtsfall weiter vorgehen. Abb. 3.2 zeigt die Befragungsergebnisse zur subjektiven Sicherheit von Hausärzten, gemessen an ihrer Zustimmung zur Aussage: „Wenn ich den Verdacht hätte, dass ein Patient, der pflegebedürftig ist, [die jeweilige Gewaltform] erfährt, wäre ich unsicher, wie ich weiter vorgehen sollte."

Jeweils nur rund ein Drittel der Befragten (körperliche Gewalt 31 %; Vernachlässigung 32 %) stimmte dieser Aussage gar nicht zu, verneinte für sich also jegliche Unsicherheit hinsichtlich des Vorgehens im Verdachtsfall und zeigte sich damit voll-

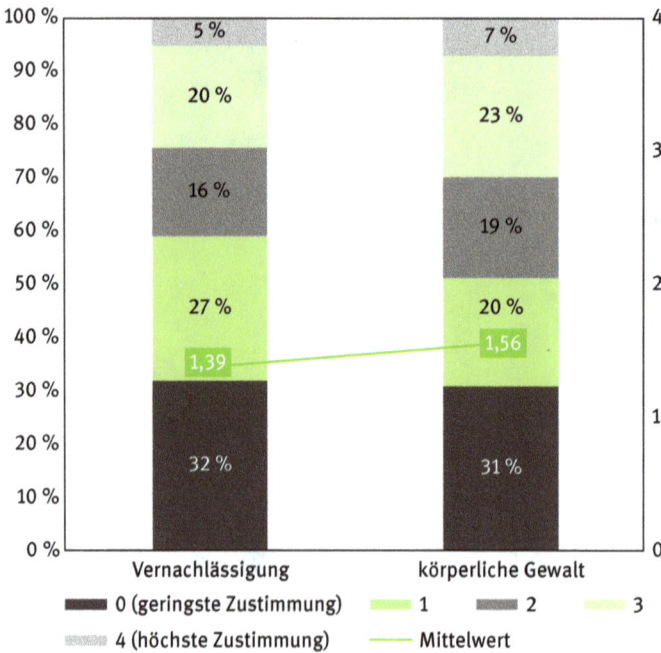

Abb. 3.2: Subjektive Unsicherheit der Hausärzte bezüglich des weiteren Vorgehens (n = 586).

kommen sicher. Die verbleibenden Befragten stimmten der Aussage in unterschiedlichem Maß zu und zeigten sich daher mehr oder weniger unsicher.

Die geäußerte Unsicherheit zum Vorgehen bei Verdacht auf körperliche Gewalt lag mit einem Mittelwert von 1,56 etwas höher als die im Hinblick auf Vernachlässigung geäußerte Verunsicherung (Mittelwert: 1,39).

3.4.2.4 Interesse an Fortbildung zum Thema Gewalt gegen Pflegebedürftige

Um Ansatzpunkte für Fortbildungen zum Abbau von Unsicherheiten zu erhalten, wurden Probanden nach ihrem allgemeinen Fortbildungsinteresse zum Thema befragt. Die Fortbildungsinteressierten wurden dann gebeten, für sie wichtige Fortbildungsinhalte anzugeben, wobei davon ausgegangen wurde, dass die spezifischen Fortbildungsinteressen auch auf Wissenslücken zum Thema hindeuten könnten. Die meisten Hausärzte waren interessiert an Fortbildung zu „Körperliche Anzeichen für Gewaltanwendung / Vernachlässigung unterscheiden von Symptomen, die auf andere Gründe zurückzuführen sind" (Abb. 3.3). Zugleich zeigt sich auch ein ausgeprägteres Interesse an Inhalten, welche die beratende/unterstützende Rolle des Hausarztes betreffen. So äußerten knapp die Hälfte der Befragten Interesse an Fortbildungen zu „Ratschlägen, wie sich Patienten weiter verhalten sollen" oder zu Beratungsstellen.

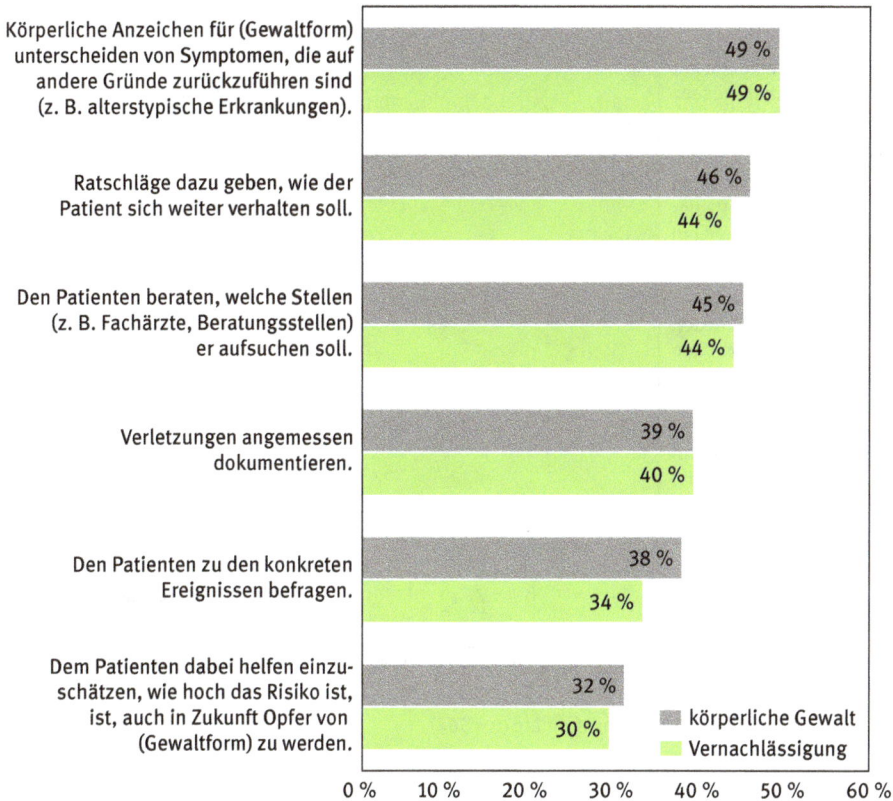

Abb. 3.3: Interesse der Hausärzte an Fortbildungen (n = 566).

3.4.2.5 Bevorzugte Fortbildungsformate

Hinsichtlich Fortbildungsformaten zum Thema Gewalt präferierten Hausärzte am häufigsten eher traditionelle Formate wie „Seminare mit persönlicher Präsenz" und „Gedruckte Broschüren auf Papier". Dagegen wurden Online-Formate – „Internetseiten mit Texten und Grafiken", „Filme zum Abruf im Internet" und „Webinare" – deutlich seltener gewählt (Abb. 3.4).

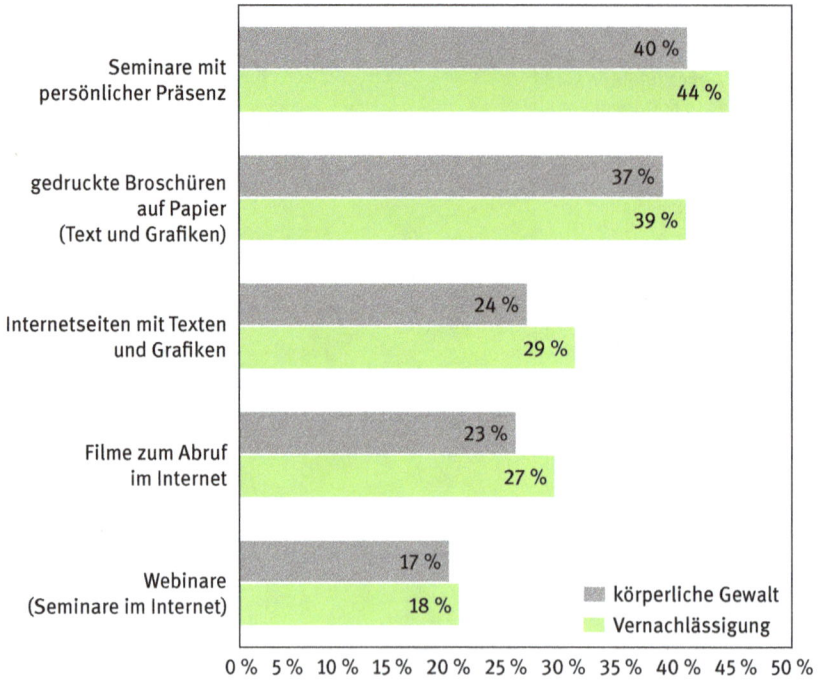

Abb. 3.4: Bevorzugte Fortbildungsformate (n = 564).

3.4.3 Fazit

Die Ergebnisse der ZQP-Studie unterstützen bisherige internationale Forschungs-erkenntnisse und unterstreichen ein hausärztliches Potenzial bei der Prävention von Gewalt gegen ältere Menschen. So schreiben sich die vom ZQP befragten Hausärzte ein hohes Maß an Verantwortung für die Verhinderung von körperlicher Gewalt oder Vernachlässigung bei ihren pflegebedürftigen Patienten zu. Es scheint also die Be-reitschaft vorhanden, eine aktive Rolle zu übernehmen beim Erkennen und bei der Prävention von Gewalt – auch wenn Hausärzte sich zugleich nicht als Hauptverant-wortliche sehen, die allgemein gegen Ursachen von Gewalt vorzugehen hätten. Die geringe Zustimmung zur routinemäßigen Untersuchung Pflegebedürftiger auf Anzei-chen von Gewalt dürfte insbesondere auf den von Hausärzten geäußerten Mangel an Zeit für die Behandlung ihrer Patienten zurückzuführen sein [18], aber auch darauf, dass die Differenzialdiagnose der körperlichen Gewalt bzw. Vernachlässigung kom-plex ist und keine einfachen, breit einsetzbaren, validierten Screening-Instrumente vorliegen [19].

Zugleich deuten die Ergebnisse der ZQP-Befragung auch darauf hin, dass sich vie-le Hausärzte nicht ausreichend vorbereitet fühlen, diese Verantwortung effektiv über-nehmen zu können. Dies spiegelt sich im relativ hohen Anteil der Befragten wider, die sich unsicher zeigten bezüglich des weiteren Vorgehens bei Verdacht auf Gewalt gegenüber ihren pflegebedürftigen Patienten. Aber auch das breit geäußerte Interesse an Fortbildung, sowohl zum Erkennen von Gewaltsymptomen und deren Behandlung als auch in der Kommunikation mit und bei der adäquaten Unterstützung von pflegebedürftigen Patienten, deutet in diese Richtung.

Um eine hohe Akzeptanz von Fortbildungen für Hausärzte zur Beseitigung von Unsicherheiten im Umgang mit Gewalt zu erreichen, sollten sich diese an den ärztlicherseits gewünschten Inhalten sowie an den geäußerten Präferenzen für eher traditionelle Formate, wie Seminare mit persönlicher Präsenz oder gedrucktes Informationsmaterial, orientieren.

Die gezeigte hohe hausärztliche Bereitschaft, Verantwortung zu übernehmen, könnte – neben den im Rahmen des ZQP-Projekts untersuchten Fortbildungen – auch für ein Interesse zur Teilnahme an anderen, auf die Verringerung von Gewalt zielenden Interventionen sprechen. In diesem Zusammenhang wird die Verbesserung der Kommunikation zwischen Hausärzten und Pflegenden als wichtiger Aspekt diskutiert. Eine verbesserte interprofessionelle Kommunikation könnte zu einem frühzeitigen Erkennen von Risiken für Gewalt gegen pflegebedürftige ältere Menschen sowie zur Identifikation von Lösungswegen bei Risikokonstellationen in der Pflege führen und damit letztlich zu einer Verringerung von Gewalt beitragen. Ein Instrument, das zur Verbesserung der Kommunikation zwischen Ärzten und Pflegenden in diesem Kontext diskutiert wird, sind interprofessionelle Fallbesprechungen [20]. Den Ärzten wird hierbei eine zentrale Rolle zugeschrieben: „Advances in our understanding of the many manifestations of elder abuse and the emergence of interprofessional-team approaches also point to an important role for physicians in addressing this major public health problem." [21]

Die bisherige Forschung liefert Hinweise auf einen Zusammenhang zwischen Fortbildung und der Sicherheit im Umgang mit Gewalt [13] sowie einer höheren Quote für die Meldung von Missbrauchsfällen [8]. Es scheint also plausibel, dass sich Qualifikationsinterventionen für Hausärzte positiv auf die Prävention von Gewalt gegen ältere Menschen auswirken könnten. Häufigkeit und Intensität der Hausarzt-Patient-Kommunikation zu Gewalterfahrung könnten gesteigert und damit die Entdeckungswahrscheinlichkeit erhöht werden. Allerdings fehlt bislang robuste Evidenz aus Interventionsstudien, welche diese Zusammenhänge von Fortbildungen – oder auch alternativen Interventionen wie der interprofessionellen Fallbesprechung – nachweisen.

Literatur

[1] Yaffe MJ, Tazkarji B. Understanding elder abuse in family practice. Can Fam Physician. 2012;58(12):1336–1340.
[2] KBV – Kassenärztliche Bundesvereinigung, FGW – Forschungsgruppe Wahlen Telefonfeld GmbH, Hrsg. Versichertenbefragung der Kassenärztlichen Bundesvereinigung 2019: 18- bis 79-jährige Befragte. März – April 2019. Mannheim: KBV, FGW; 2019.

[3] Pillemer K, Burnes D, Riffin C, Lachs M. Elder Abuse: Global Situation, Risk Factors, and Prevention Strategies. Gerontologist. 2016;56(S2):194–205.

[4] Fuertes J, Toporovsky A, Reyes M, Osborne J. The physician-patient working alliance: theory, research, and future possibilities. Patient Educ Couns. 2017;100(4):610–615.

[5] Dinkel A, Schneider A, Schmutzer G, et al. The quality of the family physician-patient relationship. Patient-related predictors in a sample representative for the german population. Psychother Psych Med. 2016;66(03/04):120–127.

[6] Kennedy RD. Elder abuse and neglect: The experience, knowledge, and attitudes of primary care physicians. Fam Med. 2005;37(7):481–485.

[7] O´Brien J, Riain A, Collins C, Long V, O´Neill D. Elder abuse and neglect: a survey of irish general practitioners. J Elder Abuse Negl. 2014;26(3):291299.

[8] Cooper C, Selwod A, Livingston G. Knowledge, Detection, and Reporting of Abuse by Health and Social Care Professionals: A Systematic Review. Am J Geriatr Psychiatry. 2009;17(10):826–838.

[9] Wagenaar DB, Rosenbaum R, Page C, Herman S. Primary care physicians and elder abuse: Current attitudes and practices. J Am Osteopath Assoc. 2010;110(12):703–711.

[10] Landespräventionsrat Nordrhein-Westfalen, Hrsg. Gefahren für alte Menschen in der Pflege. Basisinformationen und Verhaltenshinweise für Professionelle im Hilfesystem, Angehörige und Betroffene. Köln: Landespräventionsrat Nordrhein-Westfalen; 2006.

[11] Clarysse K, Kivlahan C, Beyer I, Gutermuth J. Signs of physical abuse and neglect in the mature patient. Clin Dermatol. 2018;36(2):264–270.

[12] Touza Garma C. Influence of health personnel's attitudes and knowledge in the detection and reporting of elder abuse: An exploratory systematic review. Psychosocial Intervention. 2017;26(2):73–91.

[13] Cooper C, Huzzey L, Livingston G. The effect of an educational intervention on junior doctors' knowledge and practice in detecting and managing elder abuse. Int Psychogeriatr. 2012;24(9):1447–1453.

[14] Sheeran P, Maki A, Montanaro E, et al. The impact of changing attitudes, norms, and self-efficacy on health-related intentions and behavior: A meta-analysis. Health Psychol. 2016;35(11):1178–1188.

[15] Zentrum für Qualität in der Pflege (ZQP), Hrsg. Schnapp P. Bericht zum ZQP-Projekt Gewalt gegen pflegebedürftige Menschen: Prävention durch Hausärztinnen und Hausärzte. Berlin, ZQP, unveröffentlicht.

[16] Schnapp P. Teilergebnisse des ZQP-Projekts Gewalt gegen Pflegebedürftige: Prävention durch Hausärztinnen und -ärzte. Psychometrische Kennzahlen verschiedener Variablen auf Basis des Pretests. Berlin: Zentrum für Qualität in der Pflege (ZQP); 2017.

[17] Schnapp P, Eggert S, Suhr R. Comparing Continuous and Dichotomous Scoring of Social Desirability Scales: Effects of Different Scoring Methods on the Reliability and Validity of the Winkler-Kroh-Spiess BIDR Short Scale. Survey Methods: Insights from the Field 2017, https://surveyinsights.org/?p=8708. [letzter Zugriff: 12.06.2020].

[18] infas – Institut für angewandte Sozialwissenschaft GmbH. Tabellenband Ärztemonitor 2018. Ergebnisse nach Facharztgruppen. Bonn: infas – Institut für angewandte Sozialwissenschaft GmbH; 2018.

[19] Schofield MJ. Screening for Elder Abuse: Tools and Effectiveness. In: Dong X. Elder Abuse. Research, Practice and Policy. Heidelberg: Springer; 2017:161–199.

[20] van den Bussche H, Jahncke-Latteck ÄD, Ernst A, et al. Zufriedene Hausärzte und kritische Pflegende – Probleme der interprofessionellen Zusammenarbeit in der Versorgung zu Hause lebender Menschen mit Demenz. Gesundheitswesen. 2013;75(5):328–333.

[21] Lachs MS, Pillemer KA. Elder Abuse. NEJM. 2015;373:1947–1956.

Stichwortverzeichnis

www.ingramcontent.com/pod-product-compliance
Lightning Source LLC
Chambersburg PA
CBHW080400030426
42334CB00024B/2945